はじめての看護実習

看護コミュニケーション

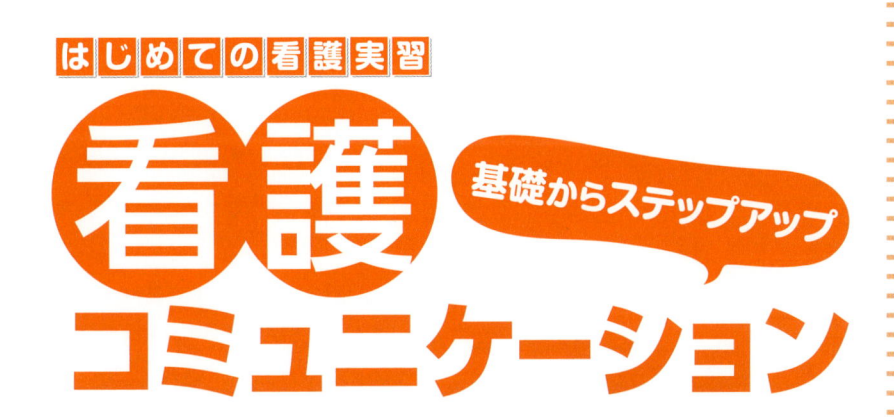

基礎からステップアップ

髙橋清美・編著

へるす出版

巻頭言 看護師を目指しているあなたへ

　学士課程における看護学教育の5つの特質の1つに，ヒューマンケアの基本に関する実践能力があげられます。ヒューマンケアの基本に関する実践能力とは，「人の尊厳の重視と人権の擁護を基本に据えた援助行動」「利用者の意思決定を支える援助」「多様な年代や立場の人との援助的人間関係の形成」です。これらはコミュニケーション能力と深くかかわっており，学士課程で十分に学ぶべき内容です。

　看護学生のなかには，「コミュニケーションが苦手だな」と感じる人もいれば，「コミュニケーションが得意です」という人もいるでしょう。コミュニケーションが得意なあなたは，誰とでも気さくに話せる点が強みですから，その強みをいつまでも大切にしてほしいと思います。コミュニケーションに問題意識を感じるあなたは，ふだんの生活で，自分のコミュニケーションを振り返る機会が多くあったと思います。学士課程で学ぶべき内容のなかに自分の課題を見つけて，「何とかしなければならない！」と感じたこともあったでしょう。コミュニケーションが得意な人も問題意識を感じる人も，あなたの可能性は無限大なので，楽しみながら学びを深めることが成長につながります。

　現代社会では，新しい知識・情報・技術が重要性を増す一方です。しかし，コミュニケーション能力は，知識・情報・技術を丸暗記すれば上達するとは限りません。看護学生は，健康問題をもつ人々と人間関係を築くためのコミュニケーション能力を，講義・演習・実習を通して学びます。対象者の心情を推し量り，健康促進を図るために援助的な人間関係（ケアの場面において，人対人の親密な関係性）を構築し，看護師側からアクションを起こすという一連のプロセスは，講義と演習や実習のみで習熟できるものではなく，ふだんからの自己研鑽も必要なのです。

　本書は，看護に必要なコミュニケーションを研鑽したいあなたに，レッスン形式で楽しみながら自己学習することを提案します。あなたは，あなたが学習できるようさまざまな環境を提供してくれる多くの方々に感謝の気持ちを感じ，言語的・非言語的コミュニケーションで自分の気持ちを伝える工夫をしていますか？　看護学生には，自分の気持ちや考えを伝えようとする努力（学習態度）が求められます。本書では，演習や実習で求められる言語的・非言語的コミュニケーションの工夫をわかりやすく解説し，一人でも楽しく学べるようにまとめています。

　まずは本書を手に取って，いつも通学バッグに入れておき，空いた時間に読み進めてみましょう。いつの間にか，人とコミュニケーションをすることが楽しくなっているはずです。

　本書が看護師としてのあなたの成長に役立つことを願っています。

2014年1月
髙橋　清美

<執筆者一覧>

● 編 集

髙橋 清美
日本赤十字九州国際看護大学教授

● 執 筆

髙橋 清美
日本赤十字九州国際看護大学教授
Lesson 1〜14，Lesson 14-Scene 2，Lesson 15〜17，付録-①，②

北條 智子
日本赤十字九州国際看護大学助教
Lesson 14-Scene 1

姫野 稔子
日本赤十字九州国際看護大学教授
Lesson 14-Scene 3

石橋 通江
日本赤十字九州国際看護大学教授
Lesson 14-Scene 4

本書の読み方

　本書は，①看護師として望まれる態度，②援助的人間関係を進展させるためのコミュニケーションスキル，③プロセスレコードを用いた自己分析の仕方，④チーム医療の一員としての基本的態度についてまとめています。また付録には，看護学実習に向かうあなたの緊張をほぐすためのリラクゼーションについてまとめました。

【1．知っておきたいコミュニケーションの基本のキホン】では，看護学生が，看護学実習で求められる『主体的な学習者の姿勢』とはどのようなものかをイメージしやすいように，言語的・非言語的コミュニケーションの観点からまとめました。Lesson 1～9のうち，あなたが関心のある部分から読み進めていくと勉強しやすいでしょう。

【2．看護の場面で用いたいコミュニケーションの基礎スキル】では，自分も相手も大切にする表現を行うために必要なスキル（"聴く"こと・質問すること・伝えることに関するコミュニケーションスキル）を，レッスン形式でまとめました。この章には，のりこさん・ありささんという2人の看護学生が登場します。2人をモデルに，看護学生が実習で陥りがちな事例を多く載せていますので，Lesson 10から順番に読み進めることで自己学習がうまく進むでしょう。

　各Lessonでは，事例の問題点とその解決のために必要なスキルが紹介されています。さらに，事例の問題点の解決案と，その案を役立てたのりこさんとありささん自身の【事例の振り返り】，そして教師からの【演習・実習に向けて】のコメントを掲載していますので，今後の看護学実習時の参考にしてください。

【3．プロセスレコードから学ぶ看護の場面でのかかわり方】では，看護学実習での看護場面の振り返りのために，プロセスレコードを用いた自己学習の仕方をまとめています。Lesson 14で，本書におけるプロセスレコードの書き方を掲載しています。続くScene 1～3には，非主張的なのりこさんの経験した看護場面におけるプロセスレコードの実際を，Scene 4には攻撃的なありささんのプロセスレコードの実際を掲載しました。のりこさんとありささんが書いたプロセスレコードには教師がアドバイスを加え，そのアドバイスを元に修正したプロセスレコードも掲載しています。あなたが読んでみたいSceneから読み進め，プロセスレコードを書く際の参考にしてください。

【4．コミュニケーションを活用し，チームで輝く看護師になろう！】では，チーム医療を進めるために，目的や目標を共有し，そこで感じた悩みや葛藤は溜め込まずに，できるだけチームメンバーの力やセルフケアで問題解決するための工夫についてまとめました。かかえ込まない工夫や，「ホウコク」「レンラク」「ソウダン」の重要さを，あらためて学んでほしいと思います。

【付録①リラクゼーション（筋弛緩法）】【付録②リラクゼーション（呼吸法）】には，リラクゼーションの仕方を掲載し，ストレスへのセルフケアの方法をまとめています。

　本書は，学年を問わず看護学生に必要な内容を網羅しています。新入生も卒業直前の学生も，何度も繰り返し学習し，「こんなときにどのように対応したらいいのかな」「どこまで介入すべきなのかな」というあなたの疑問を，あなたらしい対応で，主体的に解決していきましょう！

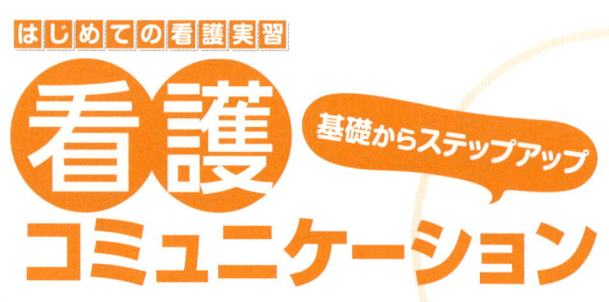

1 知っておきたい コミュニケーションの基本のキホン　9

Lesson 1	基本のあいさつはふだんから使い慣れておこう	10
Lesson 2	第一印象の決め手は外見・態度	13
Lesson 3	学生の「私」と，看護師としてみられる「私」	17
Lesson 4	ホウレンソウをもう一度見直そう	20
Lesson 5	「私」の自我状態【親・大人・子どもの部分】の傾向を知る	23
Lesson 6	ふだんの話し方をセルフチェックしよう	27
Lesson 7	コミュニケーションの3パターン【強引型・ひっこみ思案型・さわやか主張型】	31
Lesson 8	話し合いがしやすい場の工夫	34
Lesson 9	相手が話しやすいように，「私」の態度・行動を工夫する	36

2 看護の場面で用いたい コミュニケーションの基礎スキル　39

Lesson 10	話を聴くコツを理解する 患者のニーズを"聴く"3つのスキル	40
Lesson 11	相手の話をより深く知るための質問の仕方とは 3つの質問法のスキル	46
Lesson 12	事実と自分の感情を，「Ｉ」メッセージで整理する 自分の気持ちを整理するスキル	51
Lesson 13-①	コミュニケーションのお助けスキル【描写編】 事実を伝え，患者と情報を共有する	56
13-②	コミュニケーションのお助けスキル【説明・共感編】 相手の話を要約して共感を示す	60
13-③	コミュニケーションのお助けスキル【提案・選択編】 複数のケアを提案し，選択は患者に委ねる	64

3　プロセスレコードから学ぶ看護の場面でのかかわり方　69

Lesson 14	プロセスレコードを書いてみよう！	70
Scene 1	患者からの思いがけない発言への対応に困惑…	76
Scene 2	はじめての実習で頭が真っ白…	84
Scene 3	認知症の患者の対応に困惑…	92
Scene 4	患者からケアを拒否され，清拭を中止してしまった	100

4　コミュニケーションを活用し，チームで輝く看護師になろう！　109

Lesson 15	主体性をもって看護（実習）に取り組む	110
Lesson 16	悩みへの対処法を身につける	112
Lesson 17	もっと「わかってもらえる」ようにコミュニケーションを役立てよう	115

■ 付 録

| 付録-① | リラクゼーション【筋弛緩法】 | 118 |
| 付録-② | リラクゼーション【呼吸法】 | 120 |

■ イラスト／ふせゆみ
■ デザイン／橋本 雅嗣（雨音graphics）

1

- 知っておきたい
- コミュニケーションの基本のキホン

Lesson 1
基本のあいさつは
ふだんから使い慣れておこう

今日から実習！あいさつはできていますか？

**はじめての場所でのあいさつには
どんな意味があるでしょうか？**

なぜあいさつが必要なの？

　看護学生であるあなたは，実習先でさまざまな出会いを経験します。そして，出会った大勢の方々から多くの学びを得ます。病院関係者，患者とその家族，教師など，多くの方からさまざまなことをあなたは学ぶことでしょう。その際，学ぶ側の姿勢として大切なことは，いつでもどんな場所でも，きちんとあいさつができることです。ではなぜあいさつが必要なのでしょうか？

　実習先の職員や患者にとって，あなたは未知の人です。未知の人であるあなたがどのような人物か，実習先の人々は誰も知りません。未知のあなたを知ってもらい，あなたを受け入れる準備を始めてもらうきっかけとして，あいさつは大切です（とても役立ってくれます）。

　あなたが実習のために訪れる場所は，社会人である病院関係者にとって「仕事をする場（＝職場）」です。あなたはその職場にお邪魔して，勉強させてもらっていることを忘れてはなりません。きちんとした気持ちのよいあいさつで，実習させてもらうことへの感謝や実習先の方々への敬意，自分自身の前向きな姿勢を示しましょう。実習先の方々は，「周囲に気遣いができる人」にたくさんの学びを経験してもらいたいと思っています。その気遣いを伝えるために大切なのが，あいさつなのです。

あいさつの効果を実感しよう

　例えば，あなたがクラブ活動を経験したときのことを思い出してみましょう。あいさつがきちんとできる後輩にはよい印象を抱いたはずです。さらに，その後輩が成長することを期待して，いろいろと指導したくなりませんでしたか？　同じことが看護学実習にもいえます。看護学実習先であなたが元気にあいさつをすることによって，実習先の方々は「この学生さんは，職員に気遣いをしているな」といったよい印象を抱きます。すると，あなたのクラブ活動での経験と同様に，社会人も「この学生さんにもっといろいろなことを教えたい」と思うものです。学ぶ側にとっても教える側にとっても，あいさつはとても重要だということが理解できますね。

あいさつの隠れた意味：ホウレンソウ

あいさつにはもう一つ，ホウレンソウの意味合いもあります。どんな場所でもあいさつができることによって，自分の居場所や状況を周囲に伝える役目があるのです。忙しい看護の現場では，学生が"何時に""何人""どこにいるのか"を，全体に向けてあいさつで発信することが重要な意味合いをもつ場合があります。

次のようなあいさつにも，自分の状況を伝える大きな意味があります。

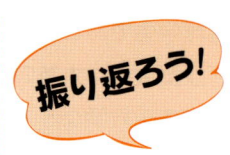

ホウレンソウとは何だろう…？
Lesson 4（21 ページ）で「報告」「連絡」「相談」について学習しましょう。

> 「おはようございます」
> 「ただいまから休憩に入ります」
> 「お仕事の途中に失礼いたします。本日の実習は終了しました，明日もよろしくお願いいたします」

こうしたあいさつにより，「今，学生が実習に来た」「今，学生が休憩に入った」「今，学生が実習を終えた」など，状況を確認することができれば，看護師は次の段取りを予測して，ケアの手順を切り替えやすくなるのです（例えば，学生が実習のために患者の家族と会えるように，面会のタイミングを調整するといった配慮を，看護師がすることができます）。

看護学実習におけるあいさつの基本は，「おはようございます」「休憩に入ります」「お先に失礼いたします」など，自分自身の所在がちゃんと表現できることです。こうした表現ができるのとできないのとでは大違いです。あいさつができることによって，他人に配慮ができる一人の大人として認めてもらうことができ，さらには貴重な教えを得ることができます。

あなたも，あいさつの意味や効果についてわかってきましたね。実習先で急にあいさつを意識しようとしても，なかなかうまくいかないものです。まずは学校やふだんの人間関係のなかから，声を出してあいさつをすることを始めてみましょう。

基本のあいさつを使いこなして，「好印象」から実習を始めよう

Lesson 2
第一印象の決め手は外見・態度

実習の前に身だしなみチェック！

身だしなみのポイント

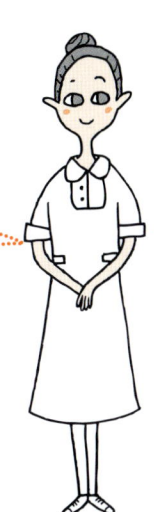
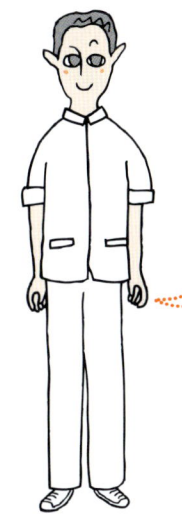

◆女子学生のポイント
①患者への安全性に配慮し，聴診器は首にかけず，ポケットに収納する
②指輪，ピアス，腕時計ははずす
③患者への安全性に配慮し，ペンは胸ポケットではなく，低い位置に差す
④靴下は白，ストッキングは肌色・白（黒は禁止）

◆男子学生のポイント
①～③は女子と同様です
④靴下は白
⑤ズボンのすそ上げを必ず行う
⑥ズボンは腰の低い位置ではかない
⑦髭は毎日剃る。襟に髪がつかないようにする（男子学生の長髪やまとめ髪は一般的には許可されません）

髪の毛のまとめ方

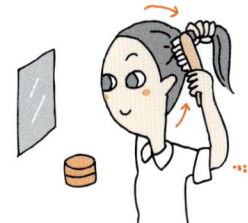

◆ワックスを髪になじませます。
セットするときは鏡を見ながら，必ずブラシを使用します。実習先のロッカーには鏡がない場合もあります。①手鏡とブラシ，②ヘアピン，③黒の髪ゴムは必須アイテムです。必ず準備しておきましょう。

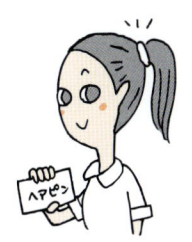
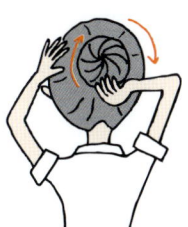
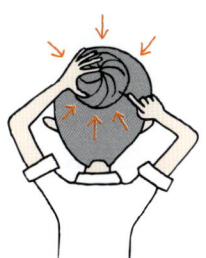
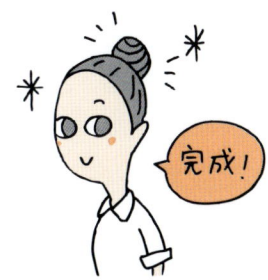

◆ポニーテールの部分をねじりながら，図のように髪を巻きつけ，まとめ髪をつくります。

◆矢印を参考にピンを差していきます。お団子の部分は髪が多いとまとまらないので，黒のネット，もしくは黒の髪ゴムでぐるぐると固定します。

オシャレのためじゃない，職業人としての身だしなみを意識していますか？

看護師としての信頼感を得よう

1. 日常会話と看護学実習でのコミュニケーションの違い

　高校を卒業後に大学もしくは専門学校に進んだあなたは，これまでに友人や上級生もしくは下級生，家族，学校や塾の先生と，日常であいさつや会話を交わしてきたはずです。あなたがふだんからよく話す相手は，どんな人でしょうか。家族，友人，教師…，「気心が知れた相手」が多いはずです。気心が知れた相手だと，相手は，あなたに笑顔がなくなれば「何かあったの？」「体調が悪いの？」と親身になって気遣ってくれるでしょう。あなたのことをわかっているからこそ，相手は気づいて声をかけてくれるのです。

　しかし，看護学実習では，あなたがふだんあまり接しないようなさまざまな年代の人と話をしなければなりません。ここで，あなたが看護学生として患者に会う場面を想像してみましょう。患者は，あなたからさまざまな支援（ケア）をしてもらえることを期待して，受け持ち患者として実習に協力をしてくれます。筆者はそんな実習の場面に，これまでにたくさんの看護学生を引率してきました。そのなかで多くの患者から「学生さんから笑顔をもらった」「生きる元気をもらった」「若さにふれて楽しかった」などのコメントをいただいた記憶があります。

　ただしこれは，患者が学生から支援（ケア）をしてもらえたと感じた場合の好意的なコメントです。反対に，寝不足や緊張であなたに笑顔がなくなったとき，患者はどのように感じるでしょうか。「この学生さんは愛想がないわ」「私に関心を向けてくれるのか心配だわ」と思うかもしれませんね。そういった反応も，学生から支援（ケア）をしてもらうことを期待している患者の立場からすれば当然のことです。看護学実習に臨むにあたって，日常生活でのコミュニケーションと看護学実習でのコミュニケーションには異なる部分がある，ということをまず意識しましょう。

2. 初対面で好印象を与えるために

　初対面で好印象を与えるためには，どういった注意が必要だと思いますか？　あなたの身だしなみ次第で，患者があなたに抱く印象は良くも悪くもなります。特に次のような点があるとマイナスの印象を与えてしまうので注意しましょう。

> ① 清潔な白衣やナースシューズを身につけていない
> ② 髪の毛がセットされていない
> ③ 健康的な表情が見えない（明るすぎる色の髪の毛，アイライン，マスカラ，つけまつげ，コントラストのはっきりしたチークやアイラインなど，過度に華美な化粧のために表情がわからない。もしくは，

化粧をしていないために顔色が悪く見えてしまう，など）

　上記のような容姿では，看護師のセールスポイントとされる"清潔感""安心感""誠実さ"を患者に伝えることができません。患者にこれらのセールスポイントを伝え，患者から信頼を得るために，自分の外見や態度を意識することを心がけましょう。

自分がどうみられるか，外見・態度を意識しよう

1．髪型のチェックポイント

　髪型のチェックポイントを以下に示します。基本は，華美でない髪型で，落ち着いて清楚な印象を相手に与えることを意識します。

① 髪の毛の色は黒
② 前髪が顔にかからないように注意する
③ 顔に髪がかかる場合は，基本的には後ろで1つにまとめる
④ 両サイド（耳の上側）の髪の毛も，耳にかけるだけではなくヘアピンなどで留めて，動いても髪が乱れないようにする
⑤ ロングヘアの場合は，後ろでお団子状にまとめて清潔感を出す
⑥ 男子学生は，髪の毛の襟足が白衣の襟にかからない長さにする（男子学生の長髪やまとめ髪は一般的には許可されません）

2．服装のチェックポイント

　白衣は清潔であることが重要です。着用後はこまめに洗濯しましょう。夕方に洗濯しても一晩で十分に乾きます（風通しや気温，湿度によって違います）。洗濯機での脱水は，2分程度と短い時間にしておくとしわになりませんが，アイロンをかけたほうが美しく仕上がります。看護師は清楚さが患者からの信頼につながりますので，清潔を心がけましょう。以下のポイントにも注意してください。

① 患者への安全性に配慮し，聴診器は首にかけず，ポケットに収納する
② 指輪，ピアス，腕時計ははずす
③ 患者への安全性に配慮し，ペンは胸ポケットではなく，低い位置に差す
④ 靴下は白，ストッキングは肌色・白（黒は禁止）
⑤ ズボンのすそ上げを必ず行う
⑥ ズボンを腰の低い位置ではかない
⑦ 男子学生は，髭を毎日剃る

3. 態度のポイント

人との接し方で大切なのは，誠実さをどのように伝えるかです。もちろん，笑顔で接してもらったほうが気持ちがよいということは，あなたも自分の体験から理解できるでしょう。しかし，看護学生は笑顔にプラスして，誠実さを伝えるために次のような基本的態度も必要です。それは（1）お互いの時間を大切にする，（2）言葉のうえでのギクシャクを避け，心地よい場を共有する，ということです。この2点をクリアするためには，次の6項目を意識しましょう。

①呼ばれたら必ず「はい」と返事をする

呼ばれた人の方向へ顔を向けます。「ちょっと待ってください」ではなく，「すぐにうかがいます」と言いましょう。待たされた感覚を相手に抱かせないように，言葉の工夫をします。

②10分前行動をする

10分前行動を行い，人を待たせないようにしましょう。時間にルーズだと，人からの信頼を失います。

③自分の仕事の時間を計る

何かを始めるとき・終えるときには時計を見て，その作業がどのくらいかかるのか・かかったのか，おおよその時間の感覚をもちましょう。これによって，先を見通しながら実習を進める習慣が身につきます。

④公私を混同させない

カンファレンスや，ナースステーション内での会話，患者とのコミュニケーションの場面では，敬語や丁寧語を意識しましょう。また学生同士で会話する際に，お互いをニックネームで呼び合うようなことはやめましょう。実習場所は公共の場です。場をわきまえて発言しましょう。

⑤勝手な判断をしない

「たぶん〇〇〇〇だろう」などと，勝手な思い込みによる判断をしないようにしましょう。事実を確認する習慣を身につけましょう。

⑥同じミスは繰り返さない

人間ですからミスやうっかりはつきものです。ただし，なぜそうなったか，原因を追究して，同じミスを繰り返さないための改善策を立てましょう。

> **キーワード**
>
> ・10分前行動
>
> 決められた時間ちょうどに行動するのではなく，余裕をもって10分前に行動すること。例えば，「病院の玄関に9時に集合」と決められた場合，8時50分には玄関付近に着いていると，遅刻をすることはなく周囲の人に迷惑はかかりません。

外見や態度を工夫して，清楚で誠実な印象のある「私」を表現しましょう

Lesson 3
学生の「私」と，看護師としてみられる「私」

支えられている私を実感しよう

学校では
教えてもらえるのは当たり前よね

病院では
実習させてくれるのは当たり前よね

患者さんには
受け持たせてもらえるのが当たり前だよね

本当に当たり前なのでしょうか…

NO！

看護の勉強は一人ではできません！

今のあなた（両親／祖父母／学生／患者さん／教師／指導者）

- 患者さんの協力
- 実習指導者の支え
- 教師の支え
- 両親やこれまで育ててくれたさまざまな人たちの支え

がんばれー／がんばれー／がんばれー　感謝♡

支えられていいのですでも感謝の気持ちだけは忘れずに成長していこう！！

ただし，「感謝」の気持ちを大切に

「私」ってどうやって成長してきたのだろうか

　あなたは看護を学ぶために毎日努力を重ねていると思います。しかし，看護学生が実習で学ぶことができるのは，多くの人たちの支援があって成り立っているという現実があります。

　まず，両親などの養育者や，小・中・高等学校の教師の支援があります。小・中・高等学校の保健学習や保健教育を学んだあなたが，人々の健康や看護師という職業に何らかの形で興味をもち，看護を学ぶために現在に至っているのです。さらに，大学や専門学校の教師は，学生であるあなたが無事に卒業して国家試験に合格できるように支援しています。実習先の指導者，看護管理者，施設長も看護師を育成することに理解を示し，実習場所を確保し，そこで教育を提供してくれます。実習に協力する患者は，よい看護師が世の中に数多く誕生することを願って協力してくれます。このように，たくさんの大人たちがあなたを社会に送り出す支援をしているのです。

学生である今の「私」は自分をどのように認識しているのだろうか

　あなたは多くの大人たちの支えのもとに，社会に出るために教育を受けています。あなたが学んでいる看護は，病をもつ人々への支援です。看護学生であっても，病をもちながら生活する人々を支援するという"看護師の立場"で学習を深めることが求められます。

　まだ社会人ではないからといって，「甘くみてもらえるかも」「自分さえよければ」という認識は，看護学実習では認められません。「えー，私はまだ大人からいろいろなことを教えてもらっている立場だから，少し甘くしてもらってもいいんじゃない？」「ちゃんとがんばって努力しているんだから，私はこれでいいの」と思ってしまいがちな人は，看護師としてみられている「私」を意識しましょう。

　看護学生は，患者の個人情報やプライバシーに深く立ち入り，人間の命を預かることを学んでいます。看護実践の場では，疾患を理解したうえで，病をもつ人々のさまざまな反応を予測し，計画を立て対処を施し，実践を評価し改善につなげること，つまり，人を支えることを学びます。ですから，看護学生が人から支援してもらえるのが当たり前という認識ばかりで，

ポイント！

患者にとって看護学生とはどんな存在？

● 患者にとって，資格をもたない看護学生は「看護師の卵」なのかもしれません。しかし，看護師は忙しく，学生のように長い時間，1人の患者にかかわることができません。看護学生の受け持ち患者として実習に協力することによって，じっくり長い時間をかけて，さまざまな話を聞いてもらいたいというニーズをもつ患者もいます。学生といえども期待される役割があるのです。

人を支える「私」を意識できないままでいたり，もしくは，友人や教師，指導者とのつながりを大切にできず孤立無援になりがちだと，実習での人間関係にいろいろな不具合が生じ，看護活動に行き詰まりを感じることがあります。

学生の「私」が，看護師としての「私」を意識するには…

では，看護師としてみられる「私」を意識し心がけるには，どうすればよいでしょうか。その答えは一つ。あなた自身が受け持っている患者，そして社会に貢献するという強いモチベーションを意識することです。あなたのモチベーションを支えてくれる人は，患者や，あなたの周囲にいてあなたの成長を願って支援してくださる人たちです。

実習で余裕がなくなってしまうと，人に相談したり，弱音を吐くことに躊躇(ちゅうちょ)することもあります。しかし，看護は人への支援です。困ったときには看護する側も人から支援を受け，支えてもらう経験をすることで，人への支援である看護の重要性を深く学ぶことができます。このようなつながりのなかで，チームワークを大切にできる看護師としての資質が磨かれていきます。

あなたに，励ましやアドバイス，時に注意をしてくれる周囲の人たちに感謝の気持ちをもつこと，これこそが人とのつながりを大切にすることそのものです

Lesson 4
ホウレンソウをもう一度見直そう
トラブルのときこそホウレンソウ！

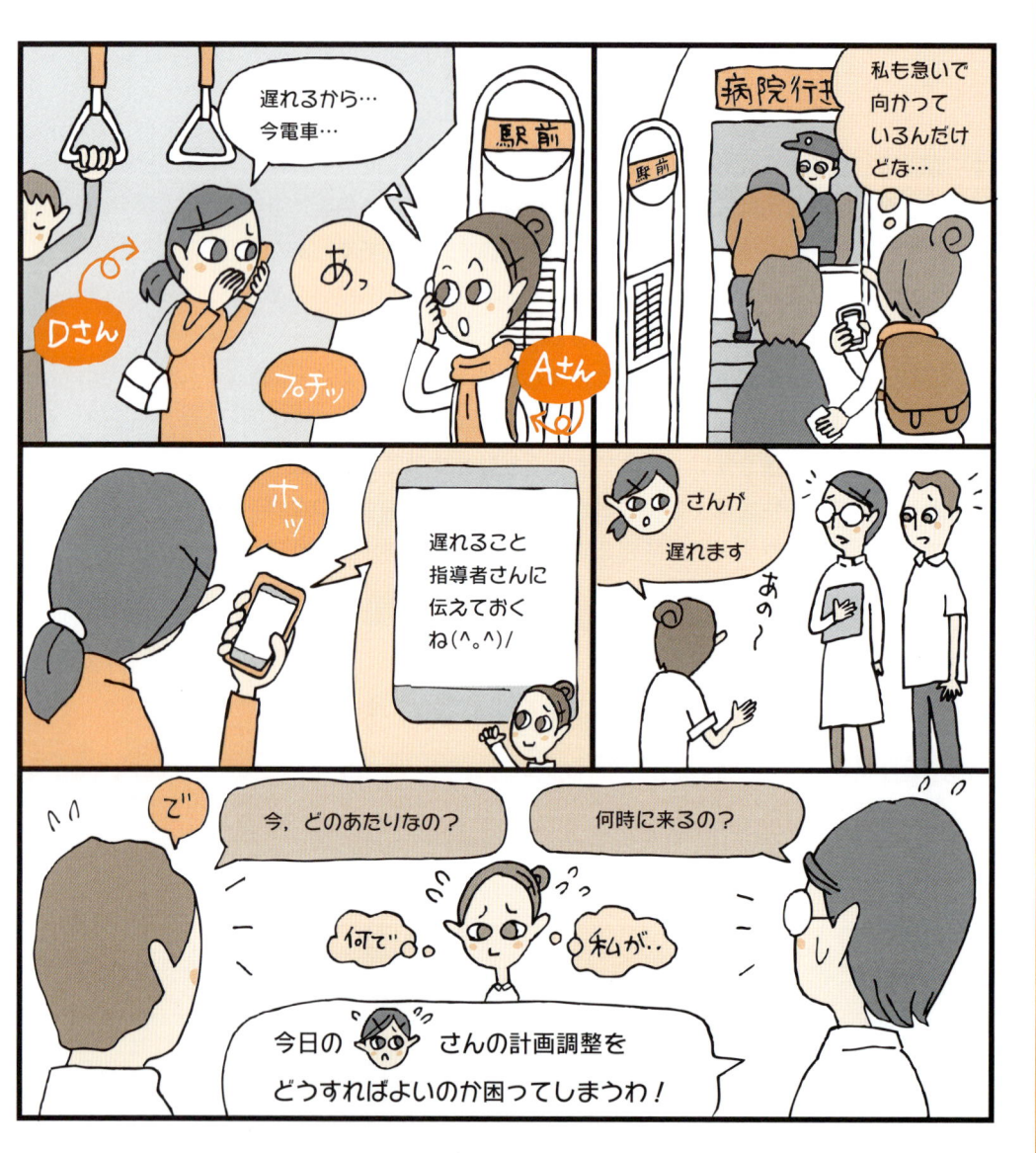

相手の立場に立って「ホウコク」「レンラク」「ソウダン」をしよう

ホウレンソウとは「報告」「連絡」「相談」

　報告・連絡・相談，これを略してホウレンソウといいます。何かあったら報告し，連絡を怠ることなく相談をすることは，社会人の経験がある人もまだ経験がない人も，必要性を理解していると思います。

キーワード
【ホウレンソウ】
・報告
・連絡
・相談

経過・結果・情報を伝えるのが「報告」

　報告には義務としての報告と，情報を提供するための報告があります。報告はタテ型（上司と部下，など）のコミュニケーション[1]が大半です。義務としての報告の例では「今，Yさんの検温を終了いたしました」といったものがあります。あなた（学生）の報告によって，指導者は学生が検温を終了したことを把握し，学生の行動，患者の行動，自分の行動について，その後の見通しを立てることができます。

　情報としての報告の例は，「Yさんの奥様が急に面会に来られなくなったそうです」といったものです。あなたしか知らない情報を報告することは多くの人の役に立ちます。"学生は問われたときに報告すればよい" "学生は情報を与えられるのみで発信する必要性はない" などと思い込む人もいるかもしれませんが，それは誤りです。

　学生は実習で数週間，毎日同じ患者を受け持ちますので，担当している1人の患者については看護師よりも多くの情報をもっている場合があります。「ご報告ですが，Yさんからこの件について，このようなお話をうかがったのですが…」というように，学生として周囲の人に報告すべき義務や，情報提供としての報告すべき内容を意識してみましょう。

　報告をされていやな思いをする指導者（看護師）や教師はいません。指導者や教師は，しかるべき要件をきちんと報告する学生に対し，周囲の人に配慮できる人物として好感を抱きます。

　きちんと報告できる看護学生って素敵ですよ。まずは実践してみましょう。

文献
1) 今井繁之：上司のためのホウレンソウのしつけ方．あさ出版，東京，2008, pp 16-19．

事実を伝えるのが「連絡」

　連絡とは，自分の意見を付け加えずに，簡単な事実情報を関係者に知らせることです。報告はタテ型のコミュニケーションと説明しましたが，連絡はどちらかというと他部署，同僚とのつながりのようなヨコ型のコミュニケーション[1]です。

　通学途中で交通渋滞にあってどうしても緊急の連絡を入れたい場合，あなたならどのようにグループメンバーに連絡しますか？　20ページをも

う一度読んで，あなたなりに考えてみてください。

「1つ前の駅で踏切事故があって，実習に遅刻しそうなの」

　ここでDさんのようにプツッと電話を切ってしまってはいけませんよ。あなたと同様に，電話に出てくれたクラスメートも実習先に向かっているはずです。あなたが今どのような状況なのか，ましてやどのくらい遅刻しそうなのか，別の場所にいるクラスメートにはわかりません。あなた自身が状況を把握してから連絡しないと，クラスメートも指導者にどのように報告すべきか，困ってしまいますよね。電話に出てくれたクラスメートの状況を思いやりながら，事実を正確に伝える必要があるのです。

　では，例えば次のように連絡していたらどうだったでしょうか。

「Aさん，今お話しして構わない？　1つ前の駅で踏切事故があって，30分程度遅刻しそうなの。指導者さんにそう伝えてください。9時30分までに病院に到着できそうにない場合は，私が自分で直接病棟に電話するから」

　9時30分までに到着できない場合，あなたが病棟の指導者へ直接に電話するならば，Aさんは安心して実習に臨めるはずですね。

第三者から意見を聞くのが「相談」

　相談とは，自分が判断や決断に迷うときに，指導者・教師・クラスメートなどの他者に，参考意見やアイデアを聞くことです。「こんなときどうしたらいいのかな？」「誰に相談したらいいのかな？」など，よくわからないときに重要なことは，自分一人でかかえ込まないことです。

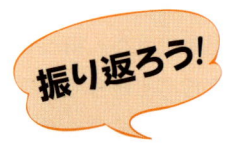

「相談」における注意点はLesson 16（113ページ）で学習しましょう。

ホウレンソウのコミュニケーションで，周囲の人への配慮を忘れない「私」を目指しましょう

Lesson 5
「私」の自我状態【親・大人・子どもの部分】の傾向を知る

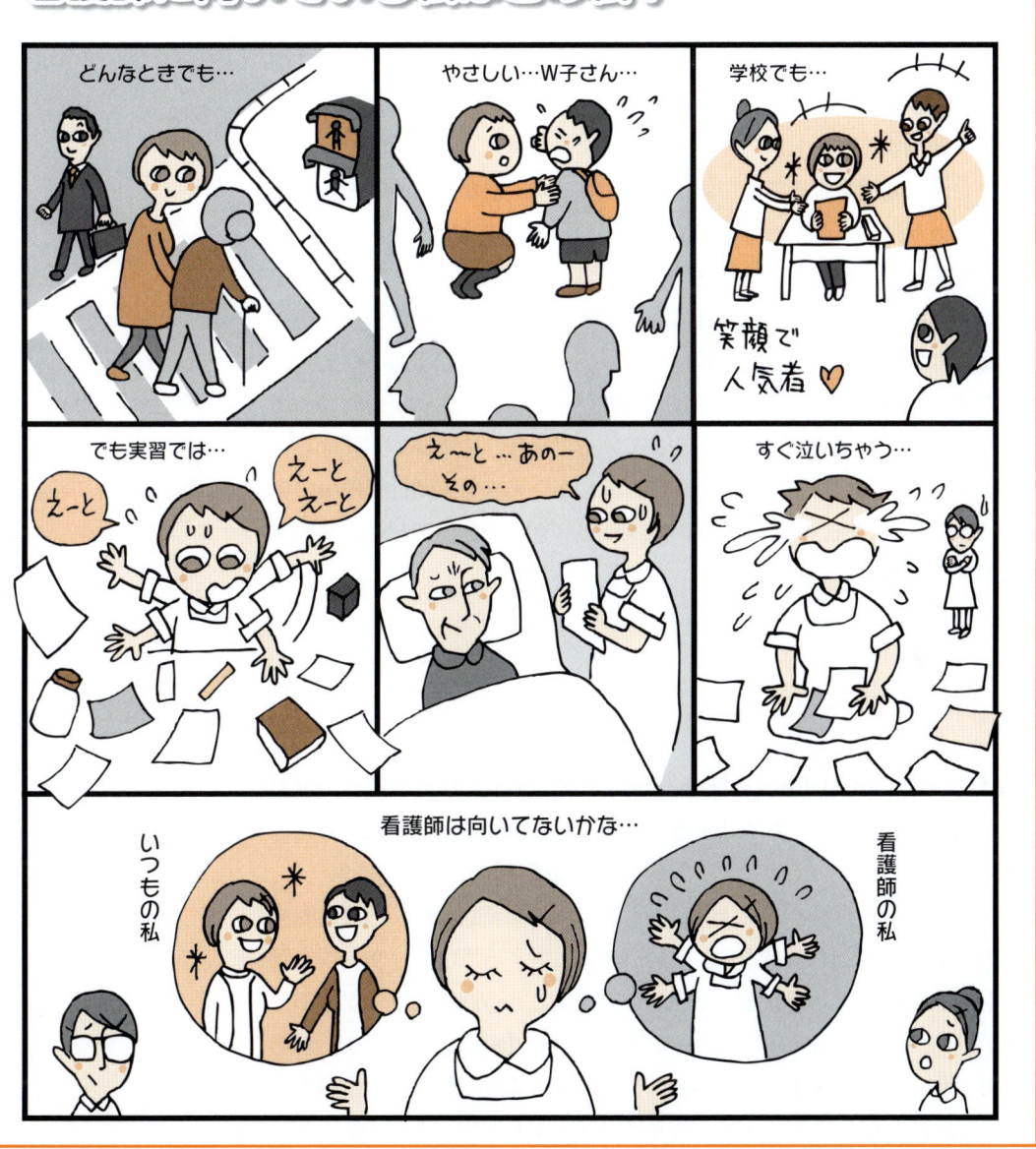

あなたは癒し系？
それとも論理的でクールな合理主義者？

人とのかかわり・ふれあいによって変化する心(自我)

　人の心は場所,時間,状況に応じて変化します。特に職場では,緊張を強いられる場面に出合うこともあり,つねに穏やかな心の状態でいられるわけではありません。いわゆる「ストレス」を感じる状況ということですね。

　あなたがこれから行う看護学実習の場面でも,同様のことがいえます。看護学実習や新人看護師として患者への看護を展開する際,最初は場に慣れずにストレスを強く感じるかもしれません。しかし,さまざまな患者への看護を経験するプロセスで,挫折や困難を乗り越えて,達成感や満足感を得たとき,看護をすることが喜びに変わります。あなたにもこの喜びをぜひ味わってほしいと願っています。

　どの職業でも同様ですが,看護師の場合は,看護経験を通して心(自我)の変化がおのずと生じます。それは成長のチャンスでもありますが,成長のためには自我の変化について知り,その時々の変化をとらえる術を身につけておく必要があります。米国の精神分析医エリック・バーン(Eric Berne)は「今,ここ」に存在する自分の心(自我)において,異なる人格の要素を「自我状態」と呼び,交流分析という大きな人間行動理論に発展させました[1]。交流分析は人の心(自我)を,親・大人・子どもの3領域で示します(**表1**)[1]。

文献

1) 白井幸子:看護にいかす交流分析,医学書院,東京,1983,pp 5-17.

「私」の「親」「大人」「子ども」の部分を知ろう

　表1の「親の部分」「大人の部分」「子どもの部分」の項目を読み,どの領域が自分の傾向によくあてはまるか,いつもの自分を振り返って考えてみてください。交流分析の考え方では,「大人の部分」は,客観的に思考し,判断し,決断する自我です。「親の部分」には,【保護的な親】と【批判的な親】があります。【保護的な親】とは,他人に対する思いやりや愛情を示し,【批判的な親】とは倫理観や規則・道徳を重んじ,理想を追求する部分です。「子どもの部分」には,【自由な子ども】と【順応する子ども】があります。【自由な子ども】とは,自然のままに振る舞い,好奇心・直観力に富み,創造的な部分です。一方,【順応する子ども】とは,素直で他人を信頼する部分です。また交流分析では一般的に,低い自我状態を高めることが成長につながるとされています。23ページのW子さんを例に,あなたの自我状態について考えてみましょう。

　ボランティア活動が大好きで,周囲の友人からは「あなた,癒し系だね」

◆表1　自我の3つの分類[1]

親の部分

1）批判的な親の心
- 他人の長所より欠点が目につく
- 規則を守らない人を見ると，すぐに注意したくなる
- 他人のミスや欠点などをとことん追求する
- 子どもをきびしくしつける
- 他人が間違ったことをしたとき，すぐ指摘してしまう
- 子どもや部下に不平や文句を言わせない
- いやなことはいやと言う

2）保護的な親の心
- 困った人をみると，手助けする
- 他人に援助の手を差し伸べるのが好き
- よく他人の面倒をみたり世話をしたりする
- 他人が幸福になることを喜ぶ
- 他人の失敗や欠点に対して寛大である
- 他人から「癒し系だね」と言われる
- 他人をほめるのが上手である

大人の部分

- 物事を客観的に，いろいろな角度から検討する
- 何事も情報を集めて冷静に判断する
- 理性的である
- 過去のことにとらわれず現在を重視する
- 行動を起こすときに，自分の損得をよく考える
- 買い物をするときは，計画を立てて衝動買いをしない
- 話をするときに数字やデータを使う
- ことを起こすときは，過去の失敗を参考にする

子どもの部分

1）自由な子どもの心
- 周囲の人とさわいだりはしゃいだりする
- 好奇心が強い
- 遊びの雰囲気に抵抗なくとけこめる
- 映画や演劇，娯楽を楽しめる
- 我を忘れて子どもや動物と遊べる
- 喜怒哀楽の感情を素直に表す
- 行動を起こすときに，直感や占いに頼ることがよくある

2）順応した子どもの心
- いやなことをいやと言わずに抑えてしまう
- 他人からよく思われるように，無理して行動する
- 他人が決めたことは，いやでもおとなしく従う
- 思ったことがはっきり言えず，後悔する
- 他人の機嫌をとるようなところがある
- 何かをしようとすると，すぐに人の思惑が気になる
- 自分がどう評価されるか気になる
- 自分から積極的に行動することは少ない

◆表2　「大人」の自我状態の代表的行動[2]

語彙	ジェスチャー	態度	声
・建設的 ・直接的 ・適切な言葉 ・5W1Hの質問	・自然な ・リラックスした ・くつろいだ	・柔軟な ・確信に満ちた ・支持的 ・オープンな ・実際的 ・冷静さ	・その場にふさわしい ・適切な ・調子を合わせた ・相手の感情に合わせた

とよく言われるW子さんは，保護的な親の心の部分がとても高いと自分でも気づいています。それに比べて，自分は大人の部分が低いということにも気がつきました。例えば，事実を収集・分析し理性的に表現するのが苦手で，実習先では感極まって思わず泣いてしまうことがあります。また，過去のことに縛られてしまって「どうせ，やってもだめだし…」と努力する前に諦めてしまう傾向があり，実際に実習でもあまりうまくいっていないようです。交流分析の視点からみれば，W子さんに低いとされている「大人の部分」を高めて伸ばすことができれば，W子さんの成長につながるといえるのです。

では，「大人の部分」の高い心（自我）とは，具体的にどのようなことを指すのでしょうか？　大人の心とは，理性的，寛容な自我の部分をもった心のことで，代表的な行動としては**表2**[2]のようなものがあげられます。

あなたが経験する看護学実習では，自分の大人の自我状態を意識することを求められます。それは，理性的なコンピューターのように，無表情で機械的な人物でいることを求められているわけではありません。看護とは人間対人間の支援です。その支援の場では，患者と看護師の双方に喜怒哀楽が湧きあがるからこそ，看護師側に大人の自我が求められるのです。病をもつ患者は，不安や不信感を少なからず抱いています。だからこそ，看護師は患者と柔軟に支持的に関係を図り，現実を正確に把握し，客観的にとらえ直す力が求められます。それは看護学実習や看護という職業を通して育まれていくものです。決して一朝一夕で身につくものではありません。「看護が自分には向いていないかも…」と焦ったりせず，教師や指導者から支えてもらいつつも，必要な情報を集め，過去にとらわれず現在を重視することから始めてみましょう。

文献

2) 新里里春，水野正憲，桂戴作，他：交流分析とエゴグラム．チーム医療，東京，1986，p10．

看護を通して，自分の大人の心（自我）を育てましょう！

Lesson 6
ふだんの話し方をセルフチェックしよう

話し方はふだんから意識しておこう

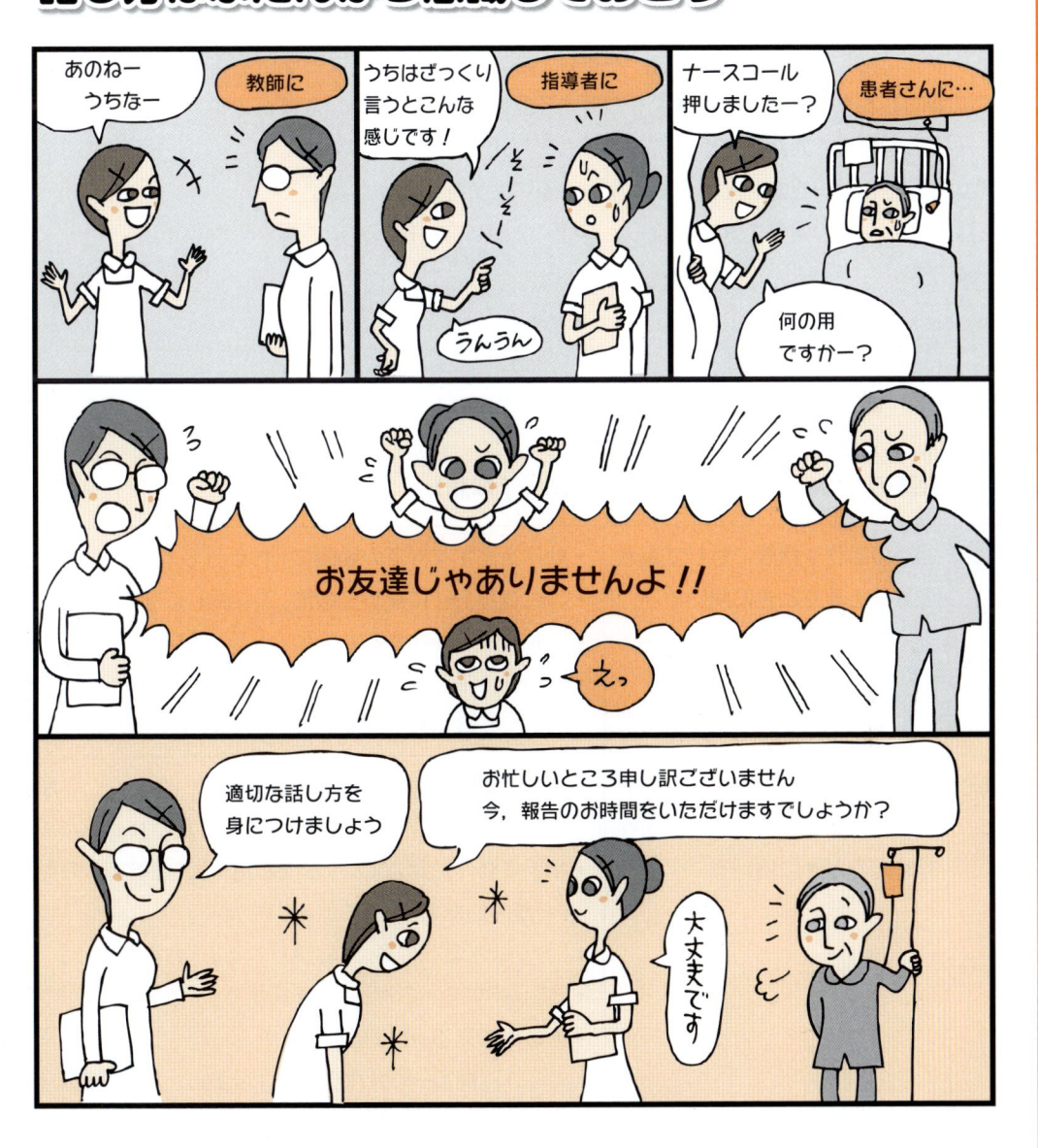

話し方・接し方で，あなたの印象は変わります

自分の話し方を振り返ろう

あなたはふだん，友人や家族とどのような話し方をしていますか。親しい友人や家族には，くだけた口調で話をしている人が多いのではないでしょうか。

では，教師に対してはどのように話しかけていますか。近年，教師に対しても，友人に話しかけるかのように，くだけたふだんの話し方をする学生がいるかもしれません。教師は学生を教育する立場なので，そうした接し方にも寛容な態度で対応しようとすることもありますが，看護学実習ではそういうわけにはいきません。患者は学生からのケアを必要としている他者ですから，ケアの提供に気を配るのと同様に，話し方・接し方にも配慮が必要です。

◆表1　敬語の3つの分類（尊敬語，謙譲語，丁寧語）

尊敬語	相手の動作や状態に対して尊敬の意味を表すときに用いる	・動作を表すすべての動詞に「れる」「られる」をつける。 ・「お（ご）」+「になる」の形。「お話しになる」 ・「お（ご）」+「なさる」の形。「ご入院なさる」 ・その他：来る→「いらっしゃる」 　　　　　食べる→「召し上がる」など
謙譲語	相手に対して敬意を表すために，自分の動作・状態などをへりくだるときに用いる	・自分の動作に対して：+「（さ）せていただく」の形。「座らせていただく」「読ませていただく」 ・相手の動作に対して：「お（ご）」+「いただく」の形。「お読みいただく」「お飲みいただく」 ・「お」+「する」の形。「お渡しする」「お待ちする」 ・「ご」+「する」の形。「ご連絡する」「ご案内する」 ・その他：見る→「拝見する」 　　　　　聞く→「うけたまわる」「うかがう」「拝聴する」 　　　　　もらう→「頂戴する」「いただく」 　　　　　言う→「申す」「申し上げる」 　　　　　行く→「参る」「うかがう」
丁寧語	相手に対して丁寧な気持ち・敬った気持ちを表すときに用いる	文の最後に「です」「ます」をつける

◆表2　敬語の例

	尊敬語	謙譲語
する	なさる	いたす
食べる	召し上がる，お食べになる	いただく，頂戴する
行く	いらっしゃる，おいでになる	まいる，うかがう
来る	いらっしゃる，お越しになる，来られる	まいる
言う	おっしゃる，言われる	申す，申し上げる
聞く	お聞きになる，聞かれる	うけたまわる，うかがう，拝聴する
もらう	もらわれる，おもらいになる	頂戴する，いただく
いる	いらっしゃる，おいでになる	おる
見る	ご覧になる，見られる	拝見する
読む	お読みになる	拝読する
寝る	おやすみになる，やすまれる	
死ぬ	お亡くなりになる，亡くなられる	

　敬語や丁寧な話し方（**表1，2**）は，すぐには身につきません。教師に対しても「うち（私）は，いまからそっち（教師の部屋）に行きます（うかがいます）」といった話し方をふだんからしていると，患者の前でも同じような口調になってしまいますよ。まずは，ふだんの話し方と敬語や丁寧な話し方を使うべき場面との使い分けを意識してみましょう。病をかかえながら入院生活を送る患者には，老若男女を問わずいろいろな立場の方がいます。その一人ひとりが，さまざまな人生経験を重ねてきた，かけがえのない存在です。相手の年齢や性別にかかわらず，相手が不快な感じにならないような言葉遣いと話し方を心がけましょう。

効果的な声の出し方

　患者に今日の予定や看護計画を説明する際など，声が小さいと説明しても伝わらないことがあります。また，ナースステーションで看護師やスタッフにあいさつをしても，あなたの声が小さくて聞こえなかったりすると，あいさつの意味・効果がないばかりか「覇気がない」「態度が悪い」「礼儀

を知らない」と思われてしまう場合もあり，今後の実習に不具合が生じてしまいかねません。相手の立場に立って，伝わる声の大きさを意識して話しかけることを心がけましょう。

何より，看護は人との対話から始まりますので，相手に声や言葉，メッセージが届かなくてはなりません。腹式呼吸（付録-②）のトレーニングや発声練習を続けることで，相手に届く大きな声，不快感を与えない声調を身につけることができます。実習で緊張しても，スムーズに言葉が出ると気持ちのよいコミュニケーションにつながるようになりますよ。

また，発音は口腔周辺の筋群とも関係しています。唇，舌，あごの閉鎖や頬の筋肉の運動が重要ですから，発声練習で口腔の筋肉を柔軟にし，豊かな自己表現を身につけましょう。これによって，小さな声で話さなくてはならないときでも，張りのある声で患者にやさしく伝えることができるようになります。

話し上手な人は，間が上手

早口で一気に話す話し方は，患者を疲れさせることがあります。重要な言葉や特に伝えたい部分は，適度な間（休止）を取りましょう。ニュースやラジオで，アナウンサーの話し方の間を観察するのも勉強になります。

あなたの話し方を工夫して患者から好印象を得よう！

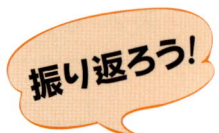

振り返ろう！

腹式呼吸など呼吸法のコツは
付録-②（120ページ）で学びましょう。

ポイント！

発声練習

アエイウエオアオ
カケキクケコカコ
サセシスセソサソ
タテチツテトタト
ナネニヌネノナノ
ハヘヒフヘホハホ
マメミムメモマモ
ヤイェイユイェヨヤヨ
ラレリルレロラロ

●発声練習では，背筋を伸ばしておなかの底から声を出します。これによって聞き取りやすいはっきりした声が出るようになります。聞き取りやすい声は，相手に好印象を与えますよ！

Lesson 7
コミュニケーションの3パターン
【強引型・ひっこみ思案型・さわやか主張型】

どれが私？どれも私！

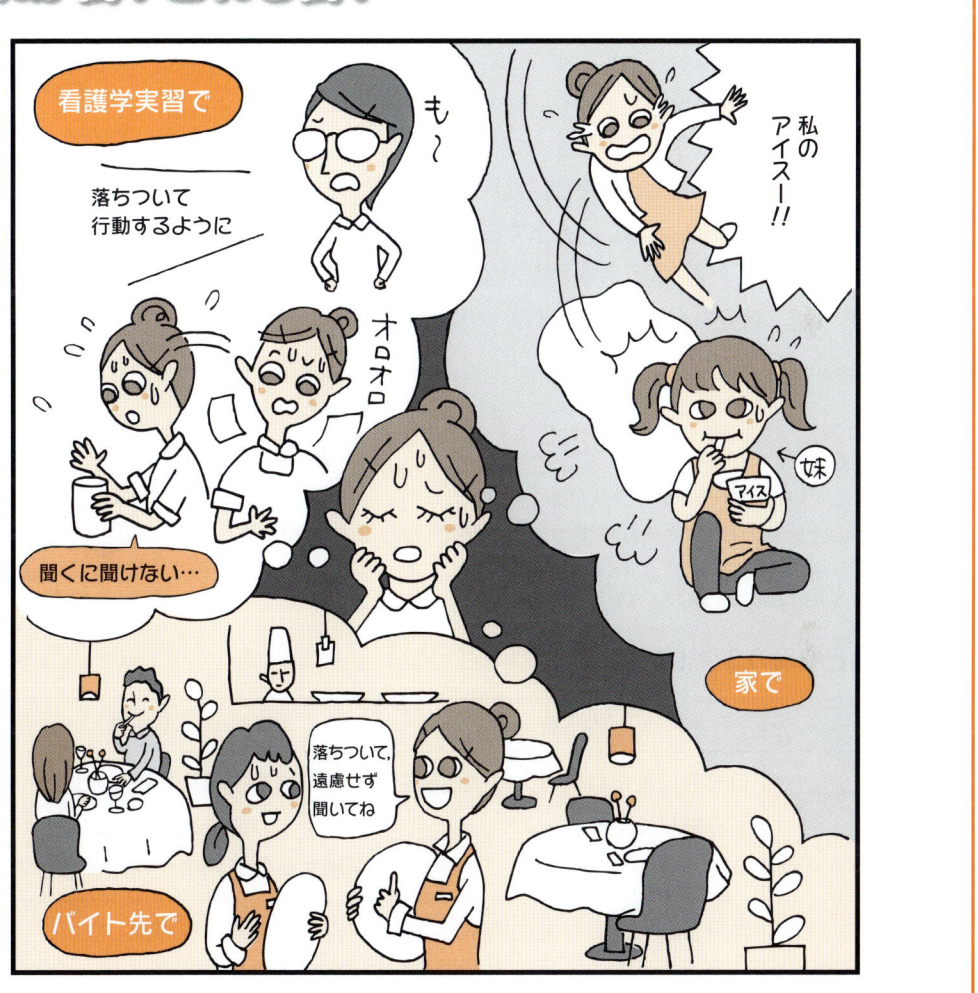

自分のコミュニケーションパターンを意識して「さわやか主張型」な自分をアピールしよう

適切な意見の伝え方を知っていますか？

あなたは，自分のコミュニケーションの特徴（パターン）について考えたことがありますか？　コミュニケーションは，大きく3つのパターンに分類できるとされており，前のページの3つの場面では，それぞれ特徴的なコミュニケーションのパターンが描かれています。自分に当てはまるパターンはないか，考えてみてください。

コミュニケーションの特徴を考えるうえで，例えば10名程度の人が集まって話し合う場面を想像してみましょう。適切な言動をする人がいると，その場では有意義な意見交換ができます。それには発言する人のコミュニケーションの特徴が影響しているのです。

適切な意見を出す人に共通する態度とは，① 自分の気持ち・考えなどを，正直に・率直に・その場にふさわしい方法で表現する，② 相手も同じように発言がしやすいよう，受け入れる姿勢を示すの2点です。このような表現をアサーティブ（自分も相手も大切にした自己表現）といいます。

> **キーワード**
> 【3つの自己表現】
> ・攻撃的
> ・非主張的
> ・アサーティブ

あなたの自己表現はどのタイプ？

自己表現には3つのタイプがあります。① 攻撃的，② 非主張的，そして③ アサーティブです（**表1**）。

参考文献

1) 平木典子：図解 自分の気持ちをきちんと〈伝える〉技術. PHP研究所，京都，2007, pp 30-35.

◆表1　自己表現の3タイプ

	内　容	態　度
攻撃的 （強引型）	自分のことだけを考えて，他者を踏みにじるやり方	・その場の主導権を握りたい ・相手より優位に立ちたい ・勝ち負けで物事を決めようとする
非主張的 （ひっこみ思案型）	自分よりも他者を常に優先し，自分のことを後回しにするやり方	・自分の気持ちを表現しない ・あいまいな言い方 ・言い訳がましく言う ・消極的態度
アサーティブ （さわやか主張型）	自分のことをまず考えるが，他者をも配慮するやり方	・自分の気持ちや考えなどを，正直に・率直に・その場にふさわしい方法で伝える ・相手も同じように発言しやすいよう，相手の気持ちや考えについても受け入れる姿勢を示す

31ページのイラストや表1から，また日々の自分の発言を振り返ってみて，自分はどのタイプか考えてみましょう。自己表現のパターンは1つだけとは限りませんから，ある人に対してはアサーティブに接することができていても，違う人に対しては非主張的になってしまうかもしれません。また家に帰れば，妹や弟に対しては攻撃的になってしまうかもしれません。対する相手によって表現の仕方が違ったとしても，そのどれもがあなた自身です。いろいろな自分を知り，自分にはいろいろな側面があると認めることが大切ですから，自分の表現についてよく振り返ってみましょう。そして，受け入れがたい自分であったとしても，そんな自分を「よくがんばっているよ」「もっとよくなるよ」とほめて，自分のありのままを認めましょう。

　自分の振り返り方は，Lesson 14で詳しく述べています。あとで学んでいきましょう。

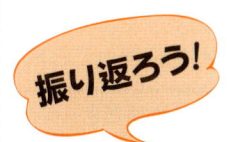

自分を振り返るためのプロセスレコードについてはLesson 14（70ページ）で学習しましょう。

いろいろな自分を知り，その自分を受け入れ認めてあげることが，自信につながる

Lesson 8
話し合いがしやすい場の工夫

カンファレンスに一工夫

カンファレンスの時間の出来事です。
自由に座ってみましたが，果たして話し合いがしやすい座り方でしょうか？

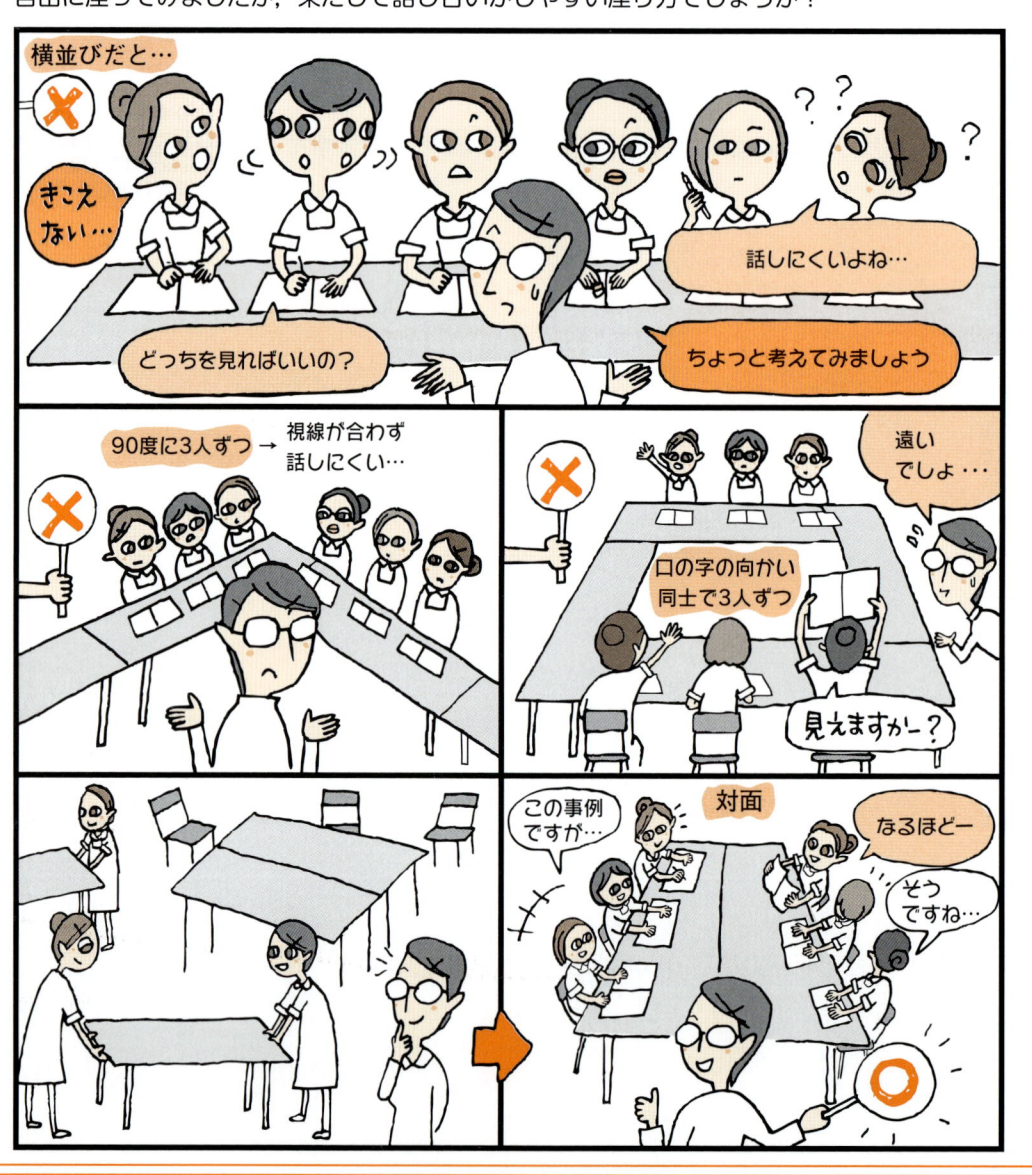

**座り方を工夫するだけでも
カンファレンスの深まり具合は変わります**

座り方や聞き手の態度，話し手の話し方などによって，話し合いの場の雰囲気は大きく変化します。ここでは，話し合いがしやすい場や空間について学んでいきましょう。

座り方を考えてみよう

対面式で話をする場合は，お互いに面と向かって視線を合わせながら話をします。緊張しやすく自己防衛的になるのが対面式の座り方ですが，率直に明確にお互いの真意を伝え合う場合に適しています。

一方で，1対1で適度にリラックスしながら建設的な会話をするには，話し手と聞き手が90度の位置に座る座り方が向いています。カウンセリングではこの座り方を使うことがあります。

次に，一番友好的な雰囲気で話し合えるのが横並びです。ドライブの際，運転席と助手席に乗って友人と話すと，自然に話が盛り上がった経験はありませんか？ リラックスして話し合えるので，お互いに相手の情報を引き出しやすく，話が続くのです。

ポイント！
座り方のパターン
● 対面して座る
● 90度の位置に座る
● 横並びで（同じ方向を向いて）座る

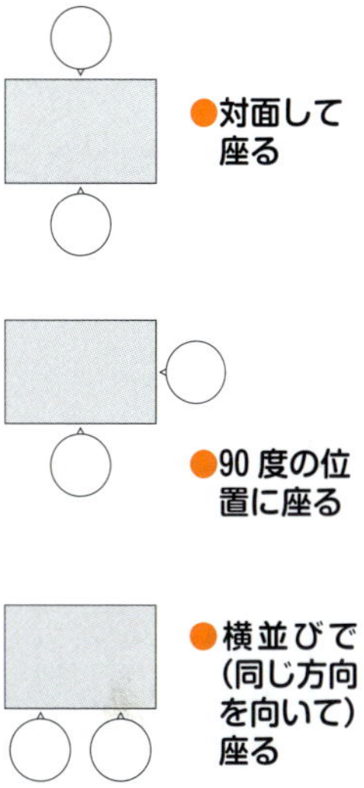

話し方と聞き方を考えてみよう

実習や演習のカンファレンスでは，5～6名で話し合いをします。横一列や90度の座り方では，お互いの声が聞きにくかったり，正面同士で向き合っていないためか視線がそれてしまい，話し合いに集中できなくなる人もいます。まず，カンファレンスの場では，お互いの発言に関心をもち，相手の話をしっかりと聞く態度を示し，キャッチボールのようなコミュニケーションを意識しましょう。

誰だって自分が発言するときは，相手から自分の顔を見られながらしっかりと話を聞いてほしいものです。あなたも，自分が発言するときに他の人が下を向いていると，「私の話に関心がないのかな？」と感じることがありませんか？ 話し合いの場の雰囲気はお互いの聞く姿勢や態度によってずいぶん変わってくるものです。どのような姿勢や態度が望ましいのか，次のLesson 9で詳しく解説します。

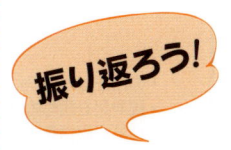

振り返ろう！
Lesson 9（37ページ）を読んで，話をするときに望ましい態度とは何か考えてみましょう。

座る位置の工夫で，話し合いがしやすい環境をつくれます！

▰▰▰ Lesson 9
相手が話しやすいように，「私」の態度・行動を工夫する

あなたなら，どちらの看護師に相談したい？

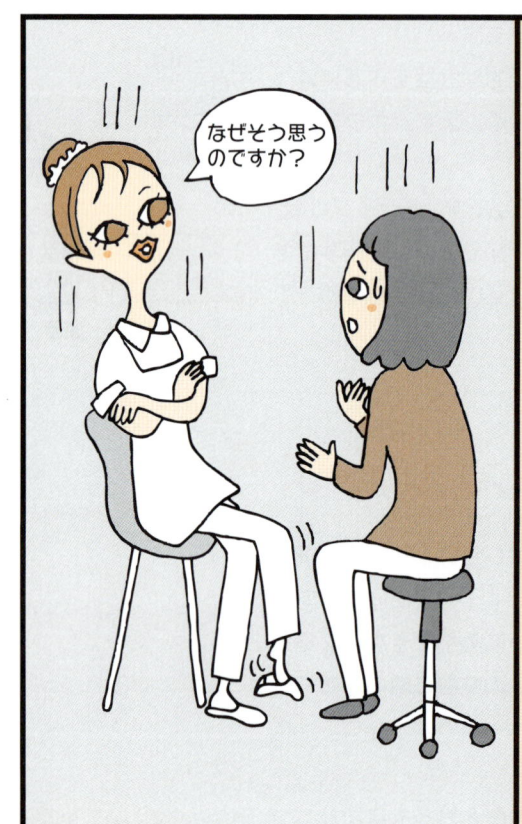

なぜそう思うのですか？

- のけぞった姿勢は上から目線でだめ
- 腕や足を組むのはだめ
- 自然な表情を隠すアイラインは，冷たい印象を与えるのでだめ
- 靴のかかとを踏むのは不潔でだらしない印象を与えるのでだめ

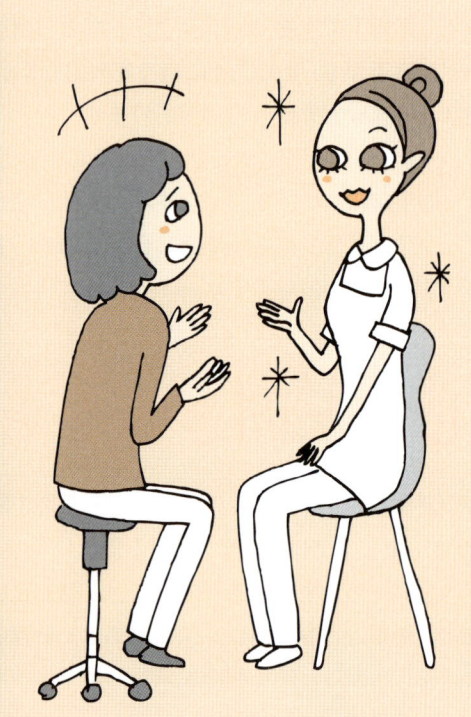

- やや前のめりな姿勢は熱心に話を聞いている印象を与えるので OK
- 手が自然に前に出ることで気持ちが患者に向かっている感じがするので OK
- 両足が揃って閉じているのは，上品な印象を与えるので OK
- できるだけ同じ高さで自然に視線を合わせているのは，安心感を与えるので OK

威圧的な態度だと，相手が話しにくくなるのは当然ですよ

人の印象は目や耳から入る情報が大半

　人の印象は何によってつくられるかあなたは知っていますか？
　アメリカの研究によると，メッセージの93％が音声の高低と表情によって伝わるとされています[1]。また，服装などのファッションや視線，清潔感なども重要な情報源となります。つまり，人の印象は，話す内容よりも目や耳から入る情報に大きく左右されるということです。だからこそ，態度や行動，自分自身の外見を工夫して，相手によい印象を与え，話しやすい雰囲気をつくることが大切です。

　相手が話しやすくなる，もしくは話したくなる聞き手側の態度とは，どのようなものでしょうか？ 非言語的コミュニケーション〔Lesson 10のゼロポジション（スキル①），ペーシング（スキル②），うなずき，相づち（スキル③）〕は，話しやすい場のためにとても重要です。また言語的コミュニケーションとしてのオウム返し（Lesson 13-②）も重要となります。特に，オウム返しは，相手の言ったとおりに言葉を繰り返していく技法ですから，じっくり相手の話を聞くことから始まります。その「真剣に聞く」という態度・姿勢が，相手にとっては話しやすいという好印象につながるのです。

相手が話しやすいような視線・態度・表情とは

　ここで述べるのは，相手が好感をもって話しやすくなるための基本的な事柄です。例えば，あなたが脚や腕を組み，ナースシューズのかかとを踏んだままで患者の話を聞いていたら，その患者は話しやすいでしょうか？ 決してそんなことはありませんね。脚や腕を組むという態度は，相手に拒絶や威圧的な印象を与えてしまいます。患者とのコミュニケーションや対話を図る場面では，まず，自分自身の態度が相手の話しやすさや感じ方に大きな影響を与えてしまうことを意識しましょう。

　そのうえで，次のような態度をとると，相手はとても話しやすく感じるはずです。手は膝の上に置き，相手と目線の高さを合わせましょう。Lesson 8でも触れたように，正面同士だと相手が緊張する場合もありますから，患者と自分が座る向きを90度にする工夫も必要になります。また，外見は，清楚で誠実な印象が表現された髪型・服装であることです（Lesson 2）。表情は自然な笑顔が出せるよう心がけましょう。

　ただし，学生であってもベテラン看護師であっても，疲労・不安・心配

文献

1) Levine, D. R., Adelman, M. B.: Beyond Language ; Intercultural Communication for English as a Second Language. Englewood Cliffs, NJ : Prentice-Hall Regents, 1982.

キーワード

・目から入る情報
外見・表情・態度・ジェスチャーなど
・耳から入る情報
声の質感・話す速さ・声の大きさ・口調など

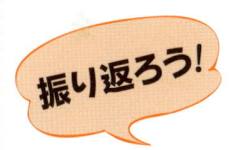

振り返ろう！

相手が話したくなるような態度について意識しながら
Lesson 10　（42ページ）
Lesson 13-②（61ページ）
を振り返ってみましょう。

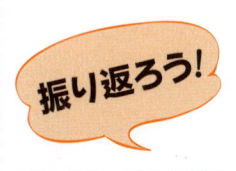

振り返ろう！

話しやすい座り位置や，患者からの信頼につながる外見の工夫はとても重要です。
Lesson 8　（35ページ）
Lesson 2　（14ページ）
を振り返ってみましょう。

があれば，自然な笑顔は出しにくくなってしまうものです。そんなときには，無理をしないことが大切です。無理して「元気を出そう」「笑顔をつくろう」とすればするほど，そのギャップを埋めることがつらくなり，苦しみさえ感じてしまうことがあります。友人や教師，家族の力も借りながら，自然なよい笑顔が出せるようにふだんの生活や人間関係の見直しも意識してみましょう。体調管理も，自分の笑顔を保つための重要な仕事の一つです。

自然な笑顔と素敵な態度で，患者の話を聞いてみよう

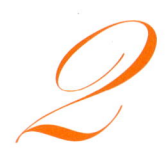

2 看護の場面で用いたいコミュニケーションの基礎スキル

　自分自身も相手も大切にした表現を行うには,「聴く」「質問する」「伝える」などのコミュニケーションスキルが欠かせません。この章では,必要不可欠なコミュニケーションスキルと,その考え方・使い方について紹介しています。

　ここには,あなたと同じ看護学生の"のりこさん"と"ありささん"が登場します。のりこさんは言いたいことがはっきり言えずにがまんしてしまう「非主張的」な学生,ありささんは自分の思ったことをそのまま はっきり言ってしまう「攻撃的」な学生です。この2つのタイプの看護学生のモデルとして登場してもらいました。

　のりこさんとありささんが経験した【看護学生が看護学実習で陥りがちな事例】を読み,「こんな場合はどうすればいいのだろう…?」とあなたも一緒に考えながら,看護コミュニケーションの基礎を楽しく学んでいきましょう。

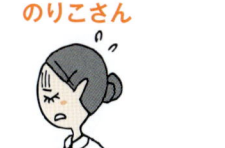

のりこさん
言いたいことがはっきり言えずにがまんしてしまう「非主張的」な学生

ありささん
自分の思ったことをそのままはっきり言ってしまう「攻撃的」な学生

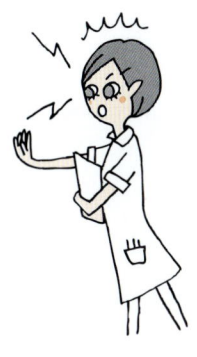

Lesson 10
話を聴くコツを理解する
患者のニーズを"聴く"3つのスキル

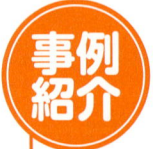

事例紹介　かかわりを拒むような発言のあった事例

●患者の背景

患　　者：Aさん，65歳，男性。
疾　　患：糖尿病，神経疾患，腎障害，眼科の疾患など，既往歴多数。
印　　象：皮膚の色は黒くなっており，右下腿はない。表情にも笑顔はなかった。[1]

●のりこさんの思い

- 受け持つ以上，Aさんと仲良しにならなければと思った。[2]
- Aさんの表情に笑顔がなかった[3]ことから，のりこさんは自分が拒否されているような，居心地の悪さを感じた。

●こんな会話をしました…

A　さ　ん：学生さん，よろしく。私は病気のことがよくわからないから，あなたに教えてあげることが何もないよ。

のりこさん：すみません…。
　　　　　　（それって，何も聞いちゃいけないってこと？）

何が問題？

かかわりを拒む患者さんから話を聴くコツって何だろう？

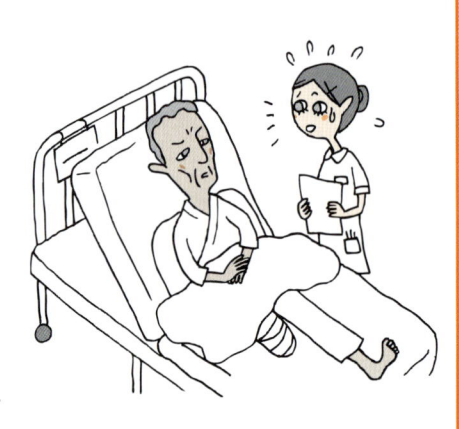

「聞く」ことと「聴く」こと

人の話を"キク"ときに，あなたはどんなことを意識するでしょうか。そもそも，「聞く」という言葉は，「小鳥の囀りを聞く」「雨音を聞く」というように音や声を自然に感じ取ることを指します。一方で，看護師が患者とコミュニケーションを図る際に，看護師は患者の話を「聴く」と表現することがあります。「聴く」とは，身を入れて聴くことであり，聞き手の積極的な姿勢を指します。

例えばあなたが，友人から昨夜観たテレビ番組の話を聞かされたとします。あなたにとって興味のない番組だと，友人の話は印象に残らないかもしれません。あなたはその番組に無関心だからこそ，友人の話が印象に残らないのです。ですが，あなたは友人の存在に無関心なわけではありません。友人から深刻な表情で，「話を聴いてくれない？」と相談されたら，あなたは親身になって友人の話を聴くでしょう。あなたと友人には友情で結ばれた信頼関係があるから，関心が向くテーマやそうでないテーマがあったとしても人間関係にひびが入ることはありません。

それでは，看護師と患者の関係の場合はどうでしょうか。看護師は，患者に対して深い関心を示し，お互いに受け入れ，認め合うことによって信頼関係が生まれます。看護師は，「耳から入る音声（言語）」「その患者の表情やしぐさ（非言語）」「その患者の背景（家族構成・社会的役割・病気のとらえ方など）」を組み合わせ，意味を読み解いて理解しようと，積極的に患者に向き合います。この向き合う姿勢が「聴く」ことそのものです。「聞く」ことと「聴く」ことでは，意味が大きく違うのです。

「聴く」ことを意識した経験がまだ少ない人もいるかもしれません。そんな人も今日から学生生活に「聴く」ことを取り入れようと意識してみてください。「聴く」力は，日々の積み重ねで伸ばすことができます。

> **🔑 キーワード**
> ・聞く
> 聞くとは，音や声を自然に感じとること
> ・聴く
> 聴くとは，身を入れて積極的に聞くこと

「聴く」ための前提条件

意識して「聴く」ための前提として，Lesson 1〜4で学んだように，大人の「私」として身近な人々に敬意をもって接することができているか，振り返ってみましょう。看護学演習や実習は大人としての「私」を磨く絶好のチャンスです。看護演習室は，患者への看護技術を学ぶとても神聖な場所です。その場所で，模擬患者やクラスメート，教師とのコミュニケーションをもう一度見直してみましょう。いつもの「私」とは違う，看護師らしい振る舞いを通して，身近な場所でまずは「聴く」ことを意識してください。

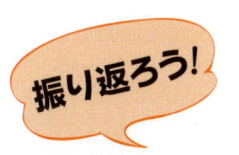

> **振り返ろう！**
> 意識して「聴く」ためには，これまでのさまざまなLessonが役立ちます。Lesson 1〜7を復習しておきましょう。

さらに，Lesson 5～7で学んだ自分の心のくせをある程度認識しておくことも，意識して「聴く」ためには重要です。引っ込み思案，目立ちたがり屋など，あなたには自分の心のくせがあるはずです。どちらが好ましいということはありません。大事なのは，自分の心のくせを自覚し自己コントロールできるようになることです。これによって，自分自身が過度な不安を抱くことなく，相手を困惑させることなく，誠実な態度で対象者に接し「聴く」ことを実践できるでしょう。

「聴く」コツをつかむ 3つのスキルはこう使おう！

　「聴く」ためには，「大人として相手に敬意をはらうこと」「自己を知り，気持ちの安定を図り患者に誠実な態度で接すること」の2つが重要です。この2つを前提として，「聴く」コツを理解していきましょう。

　「聴く」コツをつかむためには，①ゼロポジション，②ペーシング，③うなずき・相づち・オウム返しという3つのコミュニケーションスキルを用いることが有用です。3つのスキルはそれぞれ次のように使いましょう。

参考文献
1) 奥田弘美，木村智子：かがやくナースのためのPERFECTコーチングスキル，学習研究社，東京，2006．pp 24-37．

先入観なく「聴く」スキル

スキル① ゼロポジション

1) 先入観なくそのまま相手を受けとめる
2) 評価しない，自己解釈しない，否定しない
3) 最後までしっかり聴く
4) 否定的な接続詞を使わない
5) 沈黙が訪れても「待つ」姿勢を示す
6) 聴き役に徹する

ポイント！
【否定的な接続詞】
- だけども，…
- でもね，…
- しかし，…

　ゼロポジションのかかわりの基本は，先入観にとらわれないことです。具体的にはどのようなことか，のりこさんの事例で考えてみましょう。
　のりこさんはAさんに対し，次のような先入観がありました（40ページ事例下線部[1]～[3]）。

先入観[1]　（Aさんの）皮膚の色は黒くなっており，右下腿はない
　Aさんの様相からかなり深刻な状態であることを察知して，のりこさん

はどうしたらよいかわからなくなりました。重症の患者を，果たして自分は受け持つことができるだろうか…と，自信喪失してしまいました。

▌先入観2　Aさんと仲良しにならなければと思った

患者と看護師の関係は交友関係ではなく，ケアを介した援助的な人間関係です。あなたがこれまでに経験した人間関係とは違う，看護援助という活動を通した関係性です。病気をもつ人の喜怒哀楽に触れることから関係がスタートするため，友好的なものばかりとは限りません。「今日，私が出会う患者さんはどんな感じだろうか？」といった無条件の関心から接してみるとよいでしょう。

▌先入観3　Aさんの表情に笑顔がなかった

Aさんの表情が険しかったため，のりこさんは自分が嫌われているのだと勘違いしてしまいました。患者は体調が悪くて話すのもやっとの状態だったのかもしれません。表情の険しさを気遣いながら，患者に近づくことが必要になります。

多くの患者は，看護学生に自分の病気の経過や治療内容を教えてあげなければならないと思っています。しかし，正しく説明できる自信がない場合もありますし，病気のことを自分から話したくない，今はまだ聞かれたくない，といったさまざまな思いがあります。ゼロポジションでのかかわりでは，先入観にとらわれないことに加えて，聞き役に徹すること，待つ姿勢が大切です。

相手のペースで話してもらうスキル

スキル②　ペーシング

1) 視線を合わせる
2) 目線の高さを同じにする
3) 話す調子を合わせる
4) 言葉遣いや態度も合わせる
5) 雰囲気を合わせる
6) しぐさや身振り・手振りも，さりげなく合わせる

まず，相手と目線の高さを合わせます。そうすることで話し合いをする雰囲気がつくれることは，あなたも経験的に理解できるでしょう。目線の高さが合い，視線が合ったところで，しぐさや言葉遣いも合わせ，相手が自分のペースで話をしやすいように，その場の雰囲気をつくっていきます。

相手の話を促すスキル

スキル③ | うなずき・相づち・オウム返し

1) たくさん相づちを入れる
2) 相づちを入れるときは，うなずく動作を一緒に入れる
3) 相手の言葉をオウム返しすることにより，共感を示す（信頼感につながります）

　スキル③は，うなずきや相づちを会話に適度に盛り込み，相手の言葉の語尾を繰り返すこと（オウム返し）によって，相手の話を促進させるスキルです。オウム返しの有効な活用法については，Lesson 13-②でも紹介します。

　ゼロポジション・ペーシングに加えて，患者の話にうなずいてみましょう。これは，患者の話に同感する際のうなずきではなく，あくまで「あなたの話を聴いていますよ」のサインを送るためのうなずきです。そうすると，少しずつ目の前の患者が話をしてくれることがあります。あなたのうなずきや視線が対象者にとって心地よいものとなったときに，「自分のことを話したい！」と相手は思うのです。

　では，今回学んだ3つのスキルを用いて，Aさんとの事例を振り返ってみましょう。

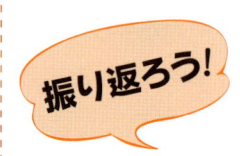

> **振り返ろう！**
>
> オウム返しの活用法については
> Lesson 13-②（61ページ）で詳しく紹介しています。

これで解決！　情報を聞くのではなく，"思い"を聴く姿勢を示そう

Ａ　さ　ん：学生さん，よろしく。私は病気のことがよくわからないから，あなたに教えてあげることが何もないよ。

のりこさん：**スキル（ペーシング）**（目線を合わせて）こちらこそ，よろしくおねがいします。**スキル（ゼロポジション）**体調が悪いときはお話を聞かせていただくことを遠慮します。ただ，私にできそうなことがあれば看護師と一緒にさせていただければと思っています。

Ａ　さ　ん：…（沈黙）。

のりこさん：**スキル（ゼロポジション）**…（待つ姿勢）。

A さ ん：	…。(しばらくの沈黙のあと) **最近ね，指先の感覚が鈍いんだよ…。**
のりこさん：	スキル（オウム返し） 指先の感覚が鈍いんですね。
A さ ん：	このままいくと，左足も右と同じようになる気がして…爪を切るにも力が入らないし，目も見えなくて…。

(のりこさんの内面　Aさんは左足のことを不安に思っているんだな…。何かできることはないか，指導者さんに相談してみよう！)

【事例の振り返り】

　Aさんは日常生活でさまざまな困りごとがあったようです。右下腿がなかったのは，糖尿病性壊疽を患い切断したためでした。糖尿病のコントロールが不良で全身状態が思わしくなく，Aさんは不安をかかえながら生活していました。独り身のAさんは，看護学生が受け持ってくれることを心待ちにしていました。実習期間中は自分の身の回りの世話を看護学生がしてくれるのでは，と期待していました。のりこさんの聴く姿勢がAさんとの会話につながり，AさんのニーズをスムーズにB引き出せたようです。

演習・実習に向けて

　初対面の患者に会うときは，どんなにベテランの看護師でも多少の緊張を感じるものです。緊張感を解きほぐし，安定した気持ちで接するには，自分の心のくせを意識することが効果的です。Lesson 7（32ページ）で解説したように，アサーティブとは，自分も相手も大切にし，柔軟に対応する態度をもつことを指します。攻撃的とは，一方的に主張し自分本位であることを意味し，非主張的とは，他人本位で自己表現しない態度のことを指します。心のくせを意識して，自分のことを攻撃的だと思う人は言い過ぎてしまう自分を意識すればよいし，のりこさんのような非主張的な人は，自分の意見を言わずにがまんしがちな自分を意識するだけで十分です。そんな自分を意識しながら，まずは患者の話を聴いてみましょう。

Lesson 11
相手の話をより深く知るための質問の仕方とは

3つの質問法のスキル

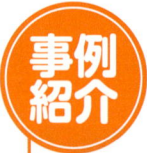

事例紹介 **情報収集で，どのように質問をしたらよいのかわからなかった事例**

●患者の背景

患　　者：Bさん，55歳，男性。
疾　　患：大腸がん。
印　　象：しかめっ面で話しかけにくい。

●のりこさんの思い

- のりこさんは，自分は大腸がんのことについて勉強不足だと感じており，Bさんが話してくれた検査や術後の経過について，どのように質問したらよいのか迷っている。
- のりこさんは，看護学生は受け持ちの患者に関する情報，つまり病気や術式について，すべて理解してからベッドサイドに訪問すべきという先入観がある。
- Bさんから，「あれ？　きみはそんなことも知らないの!?」とあきれられ，「Bさんの機嫌がますます悪くなったらどうしよう…」と不安になっている。

●こんな会話をしました

Ｂ　さ　ん：手術前の検査が痛かったくらいで，何の自覚症状もなかったんだよ。それなのに検診を受けたら再検査するようにと，総合病院を紹介されたんだ。

のりこさん：……（沈黙。手術前の検査って何？　大腸がんの自覚症状って何だったかな？　どのような手術をするんだろう？）。

Ｂ　さ　ん：手術のあと，目が覚めてから歩いてトイレに行こうとしたら，看護師さんから怒られたんだよ（しかめっ面で不機嫌そうに話をする）。

のりこさん：……（おじけづいて何もしゃべれない）。

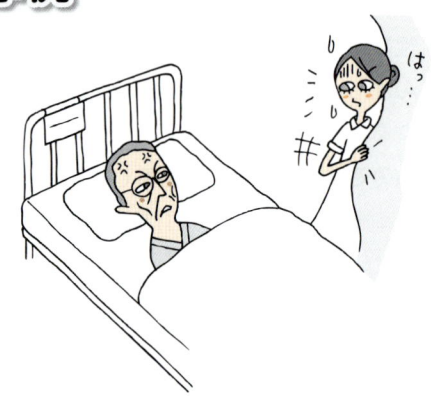

何が問題？　**患者の怒りを目の当たりにして，うまく質問ができない…，どうしよう…？**

のりこさんには，看護学生は患者の疾患や術式をすべて知ったうえで，患者と話をしなければならない，という先入観がありました。さらに，Bさんの怒りの感情にとまどい，会話を進めることに苦痛を感じていました（46ページ事例下線部）。

　このようなとき，どうすればのりこさんはBさんにうまく質問することができたでしょうか。3つのスキルから学んでいきましょう。

相手の気持ちを引き出す質問法の3つのスキル

相手が答えやすい質問法

スキル① クローズ型質問

1) Yes/No で答えられる
「昨日は眠れましたか？」
2) 深く考えずにすぐ答えられるので負担をかけない
「食事を食べましたか？」
3) どちらかに誘導する
「痛みはがまんできないですか？」

　質問法のなかで，Yes/No で答えられる質問をクローズ型質問といいます。クローズ型質問は答えやすい質問スタイルです。「痛みはありますか？」「食事を食べましたか？」などのクローズ型質問は，Yes/No で患者が答えられるため，体調が悪いときや緊張している患者には返事がしやすく，負担をかけない質問法です。ただし，Yes でも No でもない場合，どちらかに誘導させてしまう場合（どちらかというと Yes，など）があることと，Yes/No を答えるだけで患者の話が終わってしまうため，看護師が患者にもう少し詳しく話をしてもらいたい場合には適さない，などの欠点があげられます。

相手の思いを引き出す質問法

スキル② オープン型質問

1) 考えや思いが聴ける
 「どのくらいの痛みですか？」
2) 知恵やアイデアを引き出す
 「○○についてどのように考えますか？」

　相手の意見や思いを自由に引き出したいときは，オープン型質問が適しています。オープン型質問とは，「○○についてどのようにお考えですか？」「△△についてどのようにお感じですか？」といった具合に，患者に自由に語ってもらう質問で，心の奥深い潜在的な願望や感情に揺さぶりをかけ，表面に出させる力があります[1]。

　オープン型質問によって，答えていくうちに意識化できなかった自分の思いに気がつくことがあります。このようなやり取りによって，「気持ちが落ち着く」「聞いてもらえた」といった満足感が得られやすいのも，オープン型質問の特徴です。ただし，オープン型質問は「what（何を）」「how（どのような）」の質問形態であって，あくまで聴く姿勢（ゼロポジション）で質問をすることが重要です。ここで注意してほしいのは，オープン型質問は「why（なぜ）」で始まる質問ではないということ。whyで始まる質問は，相手に否定的な印象を与えるからです。「あなたがそう考えたのはなぜですか？」といった質問は，やや尋問的な印象を与えてしまうかもしれません。オープン型質問では，「あなたはどのように考えますか？」と表現し，聴く姿勢を相手に示すことが重要です。

文献

1) 柳澤厚生・編著：コーチングで保健指導が変わる！医学書院，東京，2008，p 35.

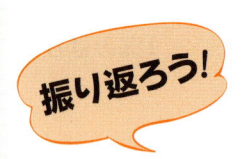

振り返ろう！

ゼロポジションについてはLesson 10（42ページ）を振り返りましょう。

相手のポジティブな意見を引き出す質問法

スキル③ 肯定型質問

1）相手のやる気や意欲を引き出す
「これから工夫できることとして何がありますか？」

　肯定型質問とは肯定的な語句を質問に入れ込み，相手のポジティブな意見を引き出す質問のことです[2]。「心地よく○○してもらうように」「よりよい結果を出すために」「△△をより改善させるために」など，ポジティブな意見を引き出す質問を指します。肯定的な語句を用いた質問によって，相手のやる気や意欲が自然と引き出される質問法です。

文　献
2) 奥田弘美，木村智子：かがやくナースのためのPERFECTコーチングスキル．学習研究社，東京，2006, p43.

　質問の仕方によって，患者から引き出せる情報やニーズが変わってくることが理解できたでしょうか？　この3つの質問法を用いて，再度Bさんにかかわってみましょう。

これで解決！　質問法の工夫で，患者の気持ちを引き出そう

Ｂ　さ　ん：手術前の検査が痛かったくらいで，何の自覚症状もなかったんだよ。それなのに検診を受けたら再検査するようにと，総合病院を紹介されたんだ。

のりこさん：<u>どのような検査や治療を受けたのか，教えていただけますか？</u>　**スキル（オープン型質問）**
　　　　　　（本人が経験した治療内容を聞くことは，悪いことではない）

Ｂ　さ　ん：内視鏡だよ，大腸の。下剤を飲んだら腹が痛くて，痛くて。下剤をこれまで飲んだことがなくて，こんなに腹が痛くなるとは思いもしなかったよ。誰かもう少し詳しく教えてくれていたら，あんなつらい思いはしなかったよ。

のりこさん：手術前は下剤でおなかが痛くて，つらい思いをされたのですね。手術後はいかがでしたか？

Ｂ　さ　ん：手術のあと，目が覚めてから歩いてトイレに行こうとしたら看護師さんから怒られたんだよ。（しかめっ面で不機嫌そうに話

をする）

のりこさん：Bさんが心地よく療養できるように，どのような工夫をしましょうか？
〔心地よく療養＝スキル（肯定型質問），どのような工夫＝スキル（オープン型質問）〕

B　さ　ん：看護師さんも忙しいかもしれないが，もう少し詳しく説明してくれると助かるよ。わたしも看護師さんから言われたとおりにしなかったのがいけなかったんだけどね……。

（のりこさんの内面）不機嫌になるのかと思ったけど，意外と冷静にお話ししてくれて，Bさんに質問してよかった。

【事例の振り返り】

　オープン型質問と肯定型質問を用いて，のりこさんは怒りがあるBさんと前向きなコミュニケーションができました。最初は怖くて話もできなかったのりこさんでしたが，オープン型質問と肯定型質問を会話のなかで組み合わせていくことによって，言葉のキャッチボールが可能となり，相手の前向きな思いが引き出せることを学びました。

演習・実習に向けて

　怒りを表現する患者を目の前にすると，誰でも苦手意識を感じることがあると思います。ただ，患者が怒りを感じるのは，何らかの理由があるからこそです。ただ，それはあなた（看護学生）自身に原因があるのではなく，発症から現在に至るまでの間に患者が経験してきた感情が，あなた（看護学生）との対話の場面で表出されることがあるということなのです。患者のネガティブな感情にも，耳と心を傾け聴くことから始めてみましょう。その際に，一人でかかえ込まずに，学生同士や指導者，そして教師にも自分の体験したことを積極的に語っていきましょう。

Lesson 12
事実と自分の感情を，「I」メッセージで整理する

自分の気持ちを整理するスキル

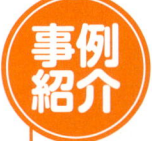

事例紹介 どうしても苦手なタイプの患者がいて，看護する気持ちを抱けない事例

●患者の背景
患　　者：Cさん，50代後半，女性。
疾　　患：脳梗塞，会話は可能だが，軽度の言語障害あり。
印　　象：容姿や話し方，そして頻回にナースコールを鳴らすCさんと，同じ小言を何度も繰り返す自分の母親が似ている，とありささんは思っている。

●ありささんの思い
　Cさんは，口うるさい私の母と容貌や話し方がよく似ていて，なぜか素直にCさんに向き合えない自分がいる。母と毎日のように喧嘩して，もう1週間も仲直りできていない。プライベートと実習を混同してはいけないはず…。私ってだめだな…。

●こんな会話をしました…
C　さ　ん：……を取ってちょうだい（イヤフォンを置く位置について頻繁にナースコールする）。
ありささん：……（イヤフォンの位置がお気に召さないのだろうか。Cさんのニーズを把握できない自分が悔しい）。
C　さ　ん：（ナースコールでありささんを呼んだあとに）…ちょうだい（聞き取れない）…。
ありささん：Cさん，イヤフォンの位置をどうすればよいのですか！（思わず強い口調になってしまった）

ありささんの内面	Cさんの表情は悲しそうだった。自分のいらいらがCさんに伝わったに違いない。患者に不快な思いをさせてしまい，自己嫌悪感を抱いた。

何が問題？ **あなたの内面のネガティブな感情を否定していませんか？**

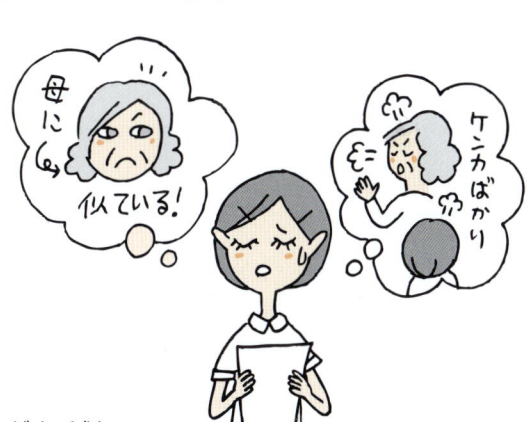

患者と看護師の関係において，看護師は喜怒哀楽の感情を抱くものです。そうした感情のなかで，ポジティブな感情は受け入れやすいのですが，ネガティブな感情をあなたは否定していませんか？　看護学生として，あるべき姿にこだわりすぎると，今の自分の感情に向き合えずに，自己嫌悪を感じるかもしれません。また，自分の感情に向き合えないと，患者が悪いから自分は不愉快になったのだと思うこともあるかもしれません。ネガティブな感情を自己嫌悪や患者のせいにしてしまうと，患者に気持ちが向かわなくなります。

感情を変化させる要因を知ろう

　この場面は，患者とありささんの病室内でのやり取りです。ですから，この場面にはありささんの母親は存在しません。しかしありささんは，自分の母親と似たところがあるCさんに，個人的に苦手意識を抱いてしまっています（51ページ事例下線部）。

　ここで考えてもらいたいのは，Cさんに対する感情はあくまでありささんの個人的感情であるということ。すべての看護師がCさんに対して「いらいら」や「向き合えない」感覚をもつとは限りません。つまり，ありささんがCさんに感じた「いらいら」の感情は，ありささんに原因があるのであって，Cさんやありささんの母親の責任ではないのです。

　それでは，どうしてありささんは，自分の母親とは関係のない場面で「いらいら」の感情を抱いてしまったのでしょうか。ありささんのこの体験は，医療関係者であれば誰でも経験する「転移感情」というものです。転移感情を知ることで，看護の際に抱いてしまう自分自身の感情の変化を見つめ直すことができます。

転移感情について

キーワード
転移感情

　転移とは相互作用のなかで患者が過去に出会った人物（養育者である場合が多い）に対する感情や態度を，医療従事者（看護学生）などケアを提供する人に対して向けることを指します。看護師も看護学生も，患者にとってはケアを提供する人に変わりはありません。ですから，看護学生と患者のコミュニケーションでも転移や逆転移（53ページ参照）があることを知る必要があります。

陽性転移と陰性転移

　転移感情には，陽性転移と陰性転移の2種類があります。陽性転移とは，患者が医療従事者（看護学生）に対して信頼・尊敬・感謝・情愛・親密さ

といったポジティブな感情を抱くことをいいます。一方，陰性転移とは，患者が医療従事者（看護学生）に対して敵意・不信感・攻撃性・猜疑心といったネガティブな感情を抱くことをいいます。患者が医療従事者に陰性感情をもつことは，まれなことではありません。ただし，看護学実習の場合は限られた期間のなかで学習効果を狙うため，看護学生の受け持ち患者は看護学実習に理解を示した方が対象となります。ですから看護学生は，陰性感情よりは患者からの陽性感情に励まされながら，勉強する場面のほうが多いでしょう。

逆転移

　逆転移とは，ケアの関係において医療従事者（看護学生）が患者に向けた転移感情のことを指します。この場面では，看護学生が自分の問題（ありささんは母親から小言を繰り返され，成長できない自分がもどかしい）と，患者の状況（看護師からの介助を要求しがちなCさん）を重ねて，患者に対して陰性感情を抱いたようですね。このような場面がまさに，逆転移なのです。

　ただし，逆転移は悪影響を及ぼすばかりとは限りません。しっくりしない経験から，「おや？」「あれ？」と気がかりな場面に気づき，プロセスレコード（Lesson 14）で掘り下げることによって自分の内面を知り，看護師として成長するチャンスを得ることができるのです。

> **ポイント！**
>
> **陽性転移とは**
> ● 信頼，尊敬，感謝，情愛，親密さといったポジティブな感情を（患者が医療従事者に）抱くこと
>
> **陰性転移とは**
> ● 敵意，不信感，攻撃性，猜疑心といったネガティブな感情を（患者が医療従事者に）抱くこと

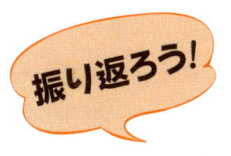

振り返ろう！

プロセスレコードについては
Lesson 14（70ページ）
で詳しく解説しています。

自分の気持ちを整理するスキル

　もやもやして自己嫌悪になる前に，自分が経験した感情を友人や教師，指導者に相談してみましょう。あなたが感じた感情はあなたのものなので，それは誰からも否定されることはありません。しかしそれは，自分で自分の感情に責任をもつことを意味します。

　さて，この場面でありささんは，Cさんのどのような部分に「いらいら」の感情を抱いたのでしょうか？　ありささんは，Cさんが頻回にナースコールを押す理由がつかめず，そんな自分にいらいらしているようです。ナースコールを押す理由は，Cさんに質問しなければわからないですね。さらに，ありささんのいらいらはありささんの感情ですから，誰にもコントロールはできません。ありささん自身に責任があるのです。ありささんが自分のいらいらをコントロールできなかった理由はどこにあるでしょうか。あなたなら，こういう場合，どうしますか？

Ｉメッセージで表現してみよう

スキル　Ｉメッセージ

「私は…だと思う」「私は…だと感じた」という言い方。相手の行為や言葉によって自分がどんな影響を受けたかを伝える言い方のこと。

　ありささんは「Ｃさんのニーズを把握できない自分が悔しい」と思っていました。こういうときは，Ｃさんのニーズをリサーチしましょう。Ｃさんに質問すればきっと教えてくれるはずです。そして，次に自分（ありささん）の気持ちをＣさんに伝えましょう。この場面では，「私はＣさんとゆっくりお話ができるとうれしいです」ということを伝えます。

　そのときに注意したいのは実際に起こった"事実"と，それに影響されて生まれた"感情"は別のものだということです。看護学生と患者のやり取りの事実と，そこで引き起こされた看護学生側の心の動きは，別のものです。事実は１つでも，そこで生じた感情は人によって千差万別ですから，自分の気持ちを伝えるときには，必ず誰の気持ちなのか，はっきりと主語を使って，「私は，このように感じました」などと伝えましょう。

　ありささんは逆転移について理解し，自分の感情を整理して認識したうえで，Ｉメッセージのスキルを用いて，再びＣさんとのコミュニケーションを図りました。

これで解決！　自分の感情を認めて，その感情と向き合おう

　ありささんは，母親に似たＣさんに，自分の感情を素直に表現できなかったようです。解決策としてありささんは，いらいらしていた自分の感情を素直に認めて，Ｃさんとナースコールのことについて話し合いの場をもちました。

ありささん：ここ最近，ナースコールが多いことについて，<u>私は，Ｃさんとゆっくりお話ができるとうれしいです</u>。　スキル（Ｉメッセージ）
Ｃ　さ　ん：…言葉がうまくしゃべれないから，自分の耳と目だけが頼りで…テレビがちゃんと聞こえるのか…心配で…。

| ありささんの内面 | Cさん，そこまでつらい思いをしていたのだな，言葉で確かめてよかった。Cさんの力になりたい。 |

ありささん：Cさん，私にお話ししてくれてありがとうございます。

| ありささんの内面 | 素直になれてよかった。母とも仲直りしたいな！ |

【事例の振り返り】

ありささんは最初に，Cさんに対しいらいらして看護学生としてとってはならない態度だった自分に失望し，自己嫌悪を感じていました。「看護師に向いてないかも…」とまで思いつめたありささんでしたが，転移感情という"過去の自分自身の人間関係での問題が，目の前の患者との二者関係に再現される"ことを学び，コミュニケーションの面白さや難しさに気がつき始めました。もやもやした場合は，プロセスレコードを書く，もしくは友人や教師，指導者に相談してもよいことを知りました。自分の感情は自分のものだから人からは責められませんが，自分が責任をもたなくてはなりません。この言葉に，看護学生としての責任を感じる一方，看護の面白さを少しだけ発見できたような気がしました。

演習・実習に向けて

実習を経験することは，ふだんの人間関係を見直す機会にもなります。特にこれまでお世話になった養育者（両親など）やごく身近な人々（兄弟，親せき，友人）との関係を見直して，自分の人間関係の傾向を自己分析するのも，自分を知るよい機会です。

Lesson 13-①
コミュニケーションのお助けスキル【描写編】

事実を伝え，患者と情報を共有する

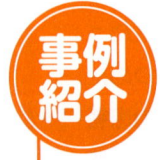

事例紹介 患者が誤解している事実をうまく指摘できなかった事例

●**患者の背景**

患　　者：Dさん，80歳，女性。退院間近。
印　　象：元校長先生で知的な雰囲気。

●**服薬に関して**

食間の薬の飲み方の指導を行うために，今までどのように薬を内服していたか，Dさんの行動と認識を本人に確認してみた。

Dさん：食間って，食事の最中のことでしょ。私は何年もこの病気と一緒。年寄りだから何でも知っているのよ。①あなたはまだ勉強してなかったのかしら。

ありささん：……（淡々と話すDさんに，驚いてしまった）。

●**ありささんの思い**

看護学生だから「Dさんを指導しなければならない」②「Dさんの食間に対する認識の間違いを正さなければいけない」と思い込み，意気込んでいた。

●**こんな会話をしました…**

ありささん：Dさん，食間の解釈が間違っています！②
Dさん：（びっくりした顔で私を見つめて）…いまどきの学生さんは元気がいいわ…。

ありささんの内面：私は正しいことを言ったつもりだったけど，Dさんは元校長先生だし，孫のような年齢の私から意見されたように感じさせてしまったかな。さっきの私の言い方は不適切だったかもしれない。でも私は正しいはず…，だけどDさんはびっくりしていたな…。こんなときどうやって話を進めていけばいいんだろう…。

何が問題？　患者の勘違い・誤りを，どうすれば上手に伝えられるだろう？

Dさんはありささんに，これまでの人生で何年も病気と付き合ってきた自負があることを語っています（56ページ事例下線部①）。Dさんからみれば，ありささんは孫の世代です。高齢者にかかわる場合，まずはこれまでのDさんの人生や病気との付き合い方に対して尊敬の念を表明することが，接し方のポイントです。

ありささんは，食間に関するDさんの認識に誤りがあることに気がつき，看護学生として指導しなければならないと思っています（56ページ事例下線部②）。これは決して間違いではありませんが，Dさんはありささんに対し，「自分の言いたいことを優先させて，会話の主導権を握ろうとする学生さんなのだ」といった印象を抱くかもしれません。

会話の主導権を握ろうとする話し方は，3つの自己表現のうちの攻撃的な自己表現だといわれています（Lesson 7）。攻撃的な看護師に対し，患者は心を開かなくなる可能性もあります。近年では，患者の顧客意識が高いため，不愉快な印象を与える看護師にクレームを出す患者もいます。クレームが出るような事態になってしまうと，看護師は患者と双方向性のコミュニケーションを図ることが難しくなります。

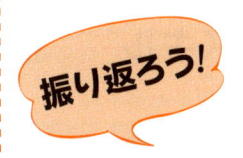

> **振り返ろう！**
>
> 3つの自己表現については Lesson 7（32ページ）を復習しましょう。
>
> ・**攻撃的表現**
> 一方的に自己主張する表現のこと
> ・**非主張的表現**
> 結果や周囲を気にしすぎて自己表現しないこと
> ・**アサーティブ**
> 自分も相手も大切にした表現のこと

対話の現状を忠実に描写し，お互いが対等な立場であることを相手にアピールする

看護師からみて，患者の認識や行動に誤りがあったとしましょう。そこで看護師が指導やアドバイスをしたからといって，患者の認識や行動がすぐに変化するとは限りません。患者にはどのような認識があるのか，患者はどのような行動をとっているのかといった情報を，患者との対話から客観的に把握し共有することが大切です。

特に看護学生は，患者との年齢の違いや「私は看護学生で，まだ看護師ではないから…」との思いからためらってしまい，対等に話し合いにくい場合もあるでしょう。しかし，患者のためになる情報を伝えなければならないときは，相手の立場を十分にふまえたうえで，きちんと伝えるべきなのです。そのようなときこそ，患者と自分自身との置かれた状況を実況中継のように客観的に説明（描写）し，相手と自分に誤解がないように，事実を共有することが必要になります。

忠実に描写してみよう

スキル | 描写する

1) 対応しようとする状況や相手の行動を描写すること
2) 客観的・具体的であること
3) 特定の事柄や言動であること
4) 相手の動機・意図・態度などではない（憶測が入りやすいため）

　まずは，自分が対応しようとする状況や患者の行動を，客観的・具体的にとらえることを意識しましょう。相手も自分もわかる事実を，あなたの言葉で相手に伝えましょう。その際には"あなたの解釈"や"あなたの憶測"ではなく，事実を伝えることが重要です。解釈や憶測は誤解が生じやすいため，相手に不快感を与えかねません。相手に不快な感情を抱かせてしまうと，よい話し合いが難しくなります。まずは事実を伝え情報を共有して，患者と一緒に取り組む姿勢を伝えることに徹しましょう。

　ありささんは，状況を客観的に描写することで，Dさんが勘違いしている点をうまく指摘できるように心がけてみました。

これで解決！ 客観的な事実を患者と共有し，信頼関係をつくりましょう

ありささん：（スキル（描写する））食間の薬の飲み方について，先ほどDさんからは「食事の最中のこと」とお話ししていただきました。ですが，この薬袋には，食間の説明として食事と次の食事の間に飲むようにと記載されていますね。

Dさん：あら，食間って食事の2時間くらいあとに飲むお薬だったのね…！（とても驚いた様子）

ありささん：先ほどは「間違っています」と急に大きな声で言ってしまいました。私はDさんに食間の意味を知っていただこうと必死だったので，大きな声を出してびっくりさせてしまったようです。すみません。

【事例の振り返り】

　元校長先生のDさんは，食間という言葉の意味を，自分がずっと勘違いしていたことが信じ

られない様子でしたが，薬袋の説明文を見て，納得されたようです。Dさんの穏やかな表情を見た瞬間に，ありささんは，自分の言葉のかけ方でDさんの気持ちが変化したことを，その表情から察することができ，「すみません…」という言葉が自然に出てきたのです。

　Dさんはちょっと近寄りがたい知的な雰囲気の人ですから，まさか間違った認識をもっているとは，ありささんは思いもしなかったのです。さらに，薬効を考えると「早急に修正しなければならない」「Dさんの病状にはよくない」と考え，ありささんは焦っていました。その焦りから「間違ってます！」と強い口調での表現になってしまいました。その後，ありささんが言い方を変えて説明した際，Dさんの表情が急に穏やかになり，ありささんはDさんに自分の気持ちが通じたのだと思い，気持ちが晴れやかになるのを感じました。ありささんの気持ちが変わったことで，考えて言った言葉ではなく，心から自然に「すみません」の一言が出たのです。

演習・実習に向けて

　患者とのコミュニケーションでは，事実とあなた自身の感情とを上手に整理しながら，患者とのかかわりを進める工夫が時に必要となります。「Dさんは元校長先生だから間違った認識はしないはずだ」といった先入観が強いと，見えている状況や事実を客観的に分析できなくなることがあります。先入観についてはLesson 10（ゼロポジション，42ページ）の項目で，すでに学習しましたね。もう一度復習して，実習に向かいましょう。

Lesson 13-②
コミュニケーションのお助けスキル
【説明・共感編】
相手の話を要約して共感を示す

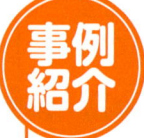

> **事例紹介** 不安そうな患者の力になりたいが、どのように声をかけようか…と悩んだ事例

●患者の背景
- 患　者：Eさん，75歳，男性（独身）。
- 疾　患：大腿骨頸部骨折術後，リハビリ目的で転院予定。
- 印　象：慣れ親しんだ現在の病院でもう少しリハビリをしたい様子。転院が不安そう。

●のりこさんの思い
不安そうなEさんの気持ちに同調し，のりこさん自身もいたたまれない気持ちになった。Eさんの不安を話題にしてもよいのかな？ Eさんの力になりたいけれど，Eさんに対してどのように声をかけたらよいのかがわからない。

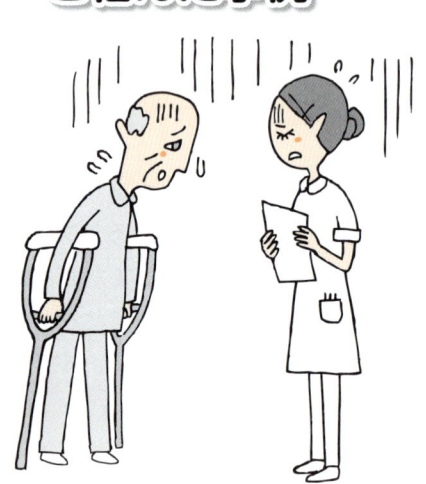

●こんな会話をしました…
E　さ　ん：先生が，違う病院でリハビリしたほうがいいっておっしゃるのだよ。でもこの病院のほうが，親せきからも近いし寂しくないね。それに馴染みがあるこの病院だと，看護師さんや先生とも話しやすいから…，困ったね。

のりこさん：Eさんは…，あの…，その…転院を…（うまく言葉にできない）。

E　さ　ん：いろいろあるからねー…（不安そう）。

何が問題？　患者の力になりたいけど，ニーズを的確に把握できない

のりこさんは，Eさんの力になりたいと思っていますが，Eさんが何に困って不安を感じているのかがわかりませんでした。Eさんとの会話で，Eさんの不安を話題にしてよいのかもわからなかったのりこさんは，指導者（看護師）に相談しました（60ページ事例下線部）。指導者からは，「Eさんの力になりたい，というあなたの思いが大切なのよ。Eさんの困っていることを聞いてみたらどうかしら？」と，アドバイスされました。

「でも，どうやったらEさんの困りごとを聞くことができるのだろう…？」と悩んでいたとき，コミュニケーションで重要な「オウム返しのスキル」「要約のスキル」を学びました。

相手がどんどん話したくなるスキルで，患者の思いを受けとめよう

ここでは，Lesson 10で学んだ①ゼロポジション，②ペーシング，③うなずき・相づち・オウム返しのスキルや，Lesson 12のIメッセージも交えながら，新たに「要約のスキル」を用いて不安の強い患者とのコミュニケーションにトライしてみましょう。

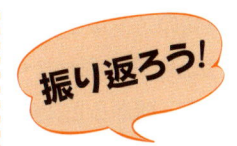

振り返ろう！

相手の話を「聴く」ためのスキルについては
Lesson 10（42ページ）
Lesson 12（54ページ）
をしっかり振り返っておきましょう。

スキル　オウム返し

1) 相手の言葉をオウム返しすることにより，共感を示す（信頼感につながります）

オウム返しのスキル

オウム返しとは，相手の話に耳を傾けて，相手が言った言葉を用いて繰り返すスキルです（Lesson 10）。

「私，昨日は眠れなくてね…」と相手が話したとします。その際にオウム返しのスキルでは，「眠れなかったのですね」と相手が言った言葉を繰り返します。この際に注意しなければならないのは，相手の言葉どおりに繰り返すことです。これにより「私の話をちゃんと聞いてもらえた」といった患者の安心感につながります。

聞き手の先入観が入ってしまうと，話し手と聞き手（患者と医療者）の間に誤解が生じる可能性があります。例えば，「不眠症なのですね…」と聞き手の解釈を加えてしまうと，「そんなふうに私をとらえていたのか」といった不快感が患者側に生じる可能性があるからです。

また，不安な人の話を聴くと，聞き手も不安になったり，勇気づけたくなったりなど，聞き手側にもさまざまな感情が湧くものです。そうなってくると，先入観なく話を聴くことが難しくなります。そんなときこそ「ゼロポジション」で相手の言葉にじっくり耳を傾けて，「オウム返し」で言葉を繰り返し，相手の反応をみてみましょう。

コミュニケーションは掛け合いですから，あなたがオウム返しで言った

言葉に，相手は何かしらの反応を返してくれるものです。あなたが"なぜ眠れないのか"まで質問しなくても，あなたのオウム返しによって，相手は「そうなのよ，眠れないから，羊を数えていたらもっと眠れなくなってしまってね，それで…」などと，眠れない理由を話してくれることもあるのです。

オウム返しのスキルの応用編

スキル I 要約

1) 話が一段落ついた時点で相手の話をまとめて伝える
2) 相手が使った言葉で要約する
3) できるだけ解釈を加えずに，相手の言葉でオウム返しをする

要約のスキルとはオウム返しのスキルの応用編です。
「私，昨日は眠れなくてね…，羊を数えていたらもっと眠れなくなってしまって。朝からとても気分が悪くて，午前中は仕事が進まなくてゆううつだわ…」と相手が言ったとします。そこであなたが，「不眠症で仕事の能率が下がってうつっぽいのですね」とコメントすると，相手はどう思うでしょうか？　「不眠症じゃなくて，羊を数えていたからたまたま眠れなかったのよ，それに気分が悪いから仕事が進まなかったのであって，能率が下がったなんて言わないでほしいわ！」と反発されることもあるかもしれません。あなたは相手の訴えをうまくまとめたつもりでも，表現の仕方によってはずれや誤解が生じることもあります。こういう場合は，オウム返しと要約を上手に組み合わせて「眠れなかったのですね，仕事が進まなかったのですね，それでゆううつなのですね」と伝え，相手の反応を見届けましょう。相手がもっと付け加えたい，もしくは言い足りない部分を補足したいと思うならば，この先も会話は進んでいくはずです。

これで解決！　オウム返しと要約のスキルで，患者のニーズをうまく引き出そう

Ｅ　さ　ん：先生が，違う病院でリハビリしたほうがいいっておっしゃるのだよ。でもこの病院のほうが，親せきからも近いし寂しくないね。それに馴染みがあるこの病院だと，看護師さんや先生とも話しやすいから……，困ったね。

Lesson 13-② コミュニケーションのお助けスキル【説明・共感編】

のりこさん：　**スキル（オウム返し）**
　　　　　　Eさん，困っているのですね。

Ｅ　さ　ん：いろいろあるからねー…（不安そうにうなずく）。

のりこさん：　**スキル（要約）**
　　　　　　馴染みの病院だと寂しくないし，職員の皆さんとも話しやすいのですね。**スキル（Ｉメッセージ）** 私は，Eさんの困っていることについて何かお手伝いができればと思っています。Eさんが困っていることについて，もう少し，お話をしていただけませんか？　一緒に考えていければいいなと思っています。

Ｅ　さ　ん：（うなずいて）実は…転院をしないとだめなのはわかっているんだけど，15年以上お世話になった職員の皆さんとのお別れがつらいんだよね…。今度いつ会えるかわからないから，感謝の気持ちを形で表したいけれど，足も悪くて独り身の私は，お礼の準備さえできないし…。それに最近はお礼も受け取らない[注]と聞いて，どうしたらいいのか困っちゃって…。

注）医療機関では患者からの金品を受け取らない。

　その後，のりこさんは，Eさんに必要な看護が"Eさんらしく感謝の意を職員に伝えられるよう支援することである"と考えました。絵が趣味のEさんは，「得意の絵付きのカレンダーをつくりたいので，手伝ってほしい」とのりこさんに言いました。のりこさんは看護計画に，絵入りカレンダー作成をあげ，Eさんと一緒に作成しました。転院当日，Eさんは看護師に感謝の気持ちを込めたカレンダーを渡し，ナースステーションに飾ってもらいました。

【事例の振り返り】

　Eさんが何に困って不安を感じているのかわからなかったのりこさんでしたが，オウム返しのスキルを学び，しっかりとEさんの話を聴くことを意識しました。最初は難しいと思ったオウム返しと要約のスキルも，Eさんの話に自分が入り込んでいくように聴き入ることで，Eさんが困っていることを教えてもらうことにつながり，それを看護計画にまで結びつけられたのです。一見，相手の言葉をそのまま用いて要約し繰り返すだけのスキルですが，このスキルの効果が発揮されるには，聞き手側の聴く態度も大きく影響するのです。

演習・実習に向けて

　のりこさんがコミュニケーションスキルを用いて患者の困りごとに焦点を当て，看護計画に結びつけられた点は，素晴らしいと思いました。オウム返しや要約のスキルはとても重要ですが，何よりも力になりたいというのりこさんの思いを，Eさんに伝えられたことがとてもよかったと思います。今後の実習につなげてほしいですね。

Lesson 13-③
コミュニケーションのお助けスキル
【提案・選択編】
複数のケアを提案し，選択は患者に委ねる

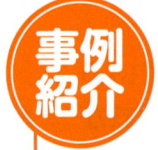

事例紹介　看護計画が，一方的な提案だったため患者から断られた事例

● 患者の背景
- 患　者：Fさん，50歳，女性。
- 疾　患：腹部手術後。術後4日目から洗髪の許可が出た。
- 印　象：洗髪の許可は出たが，腹部の傷が気になって洗髪には消極的な様子。

● ありささんの思い
私の実習は金曜日で終了なので，何が何でも最終日に洗髪を実施して，評価を記録に残したい。
とにかく，自分の立案した看護計画をFさんに同意してもらわないと困る。

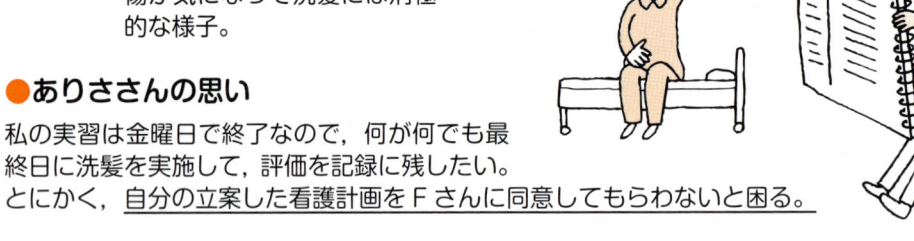

● こんな会話をしました…
- F　さ　ん：金曜日に髪を洗うのは遠慮するわ，気が進まないのよ。
- ありささん：それじゃ，私の実習が終わってしまうんです！　ちょっとだけでも洗わせてください！
- F　さ　ん：…じゃあ…洗ってもらうわ…（びっくりした表情で）。

（ありささんの内面）看護計画の同意を患者に得ようとしたが，はっきりと断られて，せっかくがんばって立案した計画が無駄になると思うと，残念で悔しくて仕方がなかった。他の学生と比べて実習がうまく進んでないような劣等感もあった。

何が問題？　ケアする側とされる側，どちらの意思が重要？

実習も終盤に差しかかり，「自分の立案どおりに実習を成功させたい！」とありささんが意気込んでいたのがこの場面です（64ページ事例下線部）。しかしありささんは，せっかくの自分の計画をFさんから拒否されてしまいました。

　洗髪の許可が出ているFさんに洗髪の計画を立案すること自体は間違っていません。しかしその際，Fさんの意思が何より優先されるはずですね。Fさんは術後の傷が気になるため，洗髪には気が進みませんでした。受け持ちのありささんも，Fさんの気になることにもっと関心を示すべきだったといえそうです。

　しかしありささんは，計画の実践と評価の記載に関心が大きく向いているため，Fさんの思いを受け取るよりも，看護計画の実施を重視してしまいました。

あなたのアイデアを複数提案し，患者に選んでもらおう

アイデアを患者に選んでもらうコツ

スキル ｜ 提案

1）相手に望む行動や妥協案，解決策を提案する
2）実現可能な提案内容であること

　看護活動では，患者の問題を一緒になって解決する視点が欠かせません。あなたがいくらよい計画を立てたとしても，その計画に基づく援助を受けるか受けないかは，患者次第です。ですから，あなたの看護計画を患者に押しつけることはできません。しかしそれは，「何も提案してはいけない」ということではありませんよ。あなたが「これを伝えたい！」と思ったことは，もちろん患者に伝えてよいのです。いくつかのアイデアや看護計画を患者に提案し（何も選択しないというのも一つの案として含めるとよりよいでしょう），最終的には患者に選択してもらう方法が適する場合があります。

　以上のことをふまえて，ありささんはFさんに次のように提案してみることにしました。

これで解決！ 患者の意思・希望を引き出し，ケアにつなげよう

F さ ん：金曜日に髪を洗うのは遠慮するわ，気が進まないのよ。
ありささん：Fさん，気が進まない理由があったら教えていただけますか？
F さ ん：おなかの傷がつっぱって気持ちが悪いのよ。隣のUさんは手術後に傷が開いたと聞いたわ。傷のつっぱりがあるから，私の傷も開くかもしれない…。神経質になっているかしら…。
ありささん：Fさん，<u>おなかの傷のつっぱりが気持ち悪いのですね。その傷が開くかもしれないと神経質になっているのですね。</u> 【スキル（オウム返し）】
F さ ん：主治医の先生は「そんなことはないですよ」と言ってくれたけど，心配で気弱になってしまったのよ。
ありささん：Fさん，それでは気分転換を図ってみるのはどうでしょうか。例えば…，<u>洗髪台で髪を洗うこともできますし，洗面所で手浴とハンドマッサージもできます。車椅子で私と一緒にお散歩することもできます。いくつかリラックスするための方法はありますが，どうしましょうか？　どれも気が進まない場合は，遠慮なくそうおっしゃってください。</u> 【スキル（提案）】
F さ ん：ありがとう，車椅子でお散歩できるのね…。外の空気に触れたいわ…。病室の天井ばかり眺めて，もううんざり。外の風景を眺めたいわ。

【事例の振り返り】

「Fさんは髪の毛を洗いたいはず」と思っていたありささん。ですが，Fさんは外の風景を見たいと思っていました。患者の希望は，本人に聞かなければわからないこともあるのです。

せっかく立案した計画が無駄になると思うと，残念で悔しくて，他の学生と比べて実習がうまく進んでいないような劣等感も抱いてしまったありささんでしたが，Fさんからおなかの傷が気がかりであることを聞き取ることができ，そのような状況で洗髪を強行すべきではないと悟りました。医師は「そのような心配はない」とFさんに説明していたので，"術後の創部離開への不安" に焦点を変更し，リラックス効果を図るための看護計画を展開しました。患者の看護問題に積極的に向き合い，きちんと患者と話し合えたので，ありささんは残念さや悔しさ，劣等感を少しも感じなかったのです。

演習・実習に向けて

　看護計画は学生の実習スケジュールのみが優先されるのではなく，患者を主体に立案されるべきです。学生の実習スケジュールが優先された看護計画を実践すると，患者の負担になりますので，患者と話し合いながら進める必要があります。看護計画を進める過程では，複数の選択肢を学生が提案し，最終的には患者に選択してもらいましょう。その際に「何も選択しない」という案も提示しておくと，強制されている印象がなく，患者も安心して選択することができます。

Memo

3

プロセスレコードから学ぶ看護の場面でのかかわり方

　よりよい看護の実践には，自分自身を客観的に振り返ることが大切です。適切に自分自身を振り返ることで，新たな自分の側面に気づくことができ，それがよりよい看護実践につながることも少なくありません。その振り返りに有用とされるのがプロセスレコードです。

　プロセスレコードでは，自分が経験した患者とのコミュニケーション場面を記述します。さらに，その場面を再構成して記述するだけではなく，記述について考察・自己評価を行うことで，自分自身の行動・感情の傾向にも気づくことができます。

　この章にも登場してくれる"のりこさん""ありさん"の経験した看護場面を，2人が書いたプロセスレコードを元に一緒に振り返ってみましょう。きっとあなたの看護学実習での振り返りに役立ってくれるはずです。

Lesson 14
プロセスレコードを書いてみよう！

自分自身を振り返ることが，よりよい看護につながる

　看護における人間対人間の関係の特徴とは，看護師と病気の人とが，看護師対患者というよりもむしろ，独自な人間としてお互いに知覚し合い，関係を構築することです[1]。コミュニケーションは看護師が患者との人間対人間の関係を確立するために欠かせないものであり，言語的・非言語的かつ連続的な過程です。その連続的な過程は，看護師という役割をもつ人間と患者とのかかわりですから，看護師は看護を行う"道具"そのものともいわれます。

　自分が"道具"であるならば，看護師は看護を行うにあたって，自分のよいところや課題を十分に知ったうえで，自分という"道具"をみがいて日々の看護に臨む必要があります。ですがあなたは，「自分ってどんな人間だろう!?」と疑問に思ったことはありませんか？　自分がどんな人間かを，あなたは客観的に見ることができていますか？　これから向かう看護学実習の現場では，これまでに経験したことのない状況に出合い，あなたが気づいていない自分を発見するかもしれません。また，自分のいやな側面が看護場面で顔を出してしまうこともあるでしょう。そうした場面は，できればあとから振り返ってまで思い出したくはないものですね。しかし，自分の看護の質を向上させるには，そうした場面を振り返り検討し，課題を見つけて改善することが重要なのです。自分自身を振り返ってさまざまな側面に気づくことが，よりよい看護を提供する看護師になるためのスタートになります。

　看護場面の振り返りと気づきのために有益なツールとして，プロセスレコードが用いられています。プロセスレコードとは，患者とのコミュニケーション場面を記述する記録様式です。

文献
1) トラベルビー・著（長谷川浩，藤枝知子・訳）：人間対人間の看護．医学書院，東京，1974，p173．

ポイント！

プロセスレコードとは①

　H. E. ペプロウは，患者と看護師の対人関係を記載できる記録様式（プロセスレコード：process record）を開発し，患者との対人関係のプロセスを再構成することを提案した最初の人です。プロセスレコードは，患者の言動や表情を観察するだけでなく，看護師の感情や気持ちの変化を経時的に書き留めて，患者の健康問題や看護師自身の振り返りを行うものです。

プロセスレコードで
看護場面を再構成してみよう！

　ここで，あらたな自分自身に気づくために，自分が経験した看護場面を再構成してみましょう。再構成のために取り上げるのに最もふさわしいのは，今あなた自身が一番気になっている看護場面だとされています[2]。それでは，看護の実践を思い起こそうとした際に気になる場面とは，どういったものでしょうか。

　ある場面であなたは，さまざまな感情を経験することがあるでしょう。特に，その場面における自身のかかわり方に対して「効果があったのか否か」「どう対処したらよかったのか」と悩んだ場面，「自分の感情が邪魔して看護どころではなかった」ために困ってしまった場面では，マイナスの感情を抱きやすいものです。気になる場面とは，こうしたマイナスの感情を抱いてしまうような場面を指します。

　以上のことから，看護場面を再構成する際には，自分が抱いた気がかりな感情を手がかりにして思い出してみてください。長時間かかわりをもった場面である必要はなく，1分程度の短い出来事であっても構いません。細かな部分まで思い起こせない場合は，その旨を記載しておきます。すぐにすべてを思い出せない場合であっても，何を経験したのかだけを列記するなど，まずはプロセスレコードの様式に沿って記載してみましょう。特に，「耳に残っている言葉」や「自分が心の中でつぶやいた言葉」を，できるだけそのときのままに再現してみることが重要です。

　自分がマイナスの感情を抱いた場面を振り返ることは，決して楽しいことではありません。マイナスの感情が考えることを邪魔してしまい，言葉や場面がうまく思い出せない経験は，誰にでもよくあることです。そういうときには，「思い出せない」「頭が真っ白」などと，客観的に記録することも自分を振り返る有効な手段です。

　プロセスレコードの記載にあたっては，**図1～3**を参考にしてください。自己評価の視点は宮本[3]の論文を参考とし作成したものです。プロセスレコードでは，場面を再構成するだけではなく，その場面の考察と自己評価も重要な項目です。

文献

2) 宮本真巳：看護場面の再構成．感性を磨く技法（第1巻），日本看護協会出版会，東京，1995，p28．

ポイント！

プロセスレコードとは②

　I. J. オーランドはペプロウの記録様式に見出される難点を克服し，現在使われている再構成法の形を築きました。オーランドはプロセスレコードの過程を「患者に関して知覚したこと（患者の言動）」「看護師の考えたこと，感じたこと（看護師の反応）」「看護師の言ったこと，行ったこと（看護師の活動）」に区別して，より明確で使いやすいものにしました。

文献

3) 宮本真巳：看護場面の再構成．感性を磨く技法（第1巻），日本看護協会出版会，東京，1995，p39．

プロセスレコードってどんなもの？

◆図1　プロセスレコード（記入様式①）

記入日：　　　年　　月　　日
氏　名：

【とりあげた理由】
- なぜその出来事を再構成のために選んだのか記入する。
- 対象者とのやり取りにずれを感じたり，何か気になったり，どうもすっきりしない場面に焦点を当て，目的意識をもって再構成する。

【看護場面】
- どういう状況なのか，はじめて見る人にもわかるように記入する。
〔・実習何日目なのか　・何をしようとかかわった場面か　・場所，時間，周りの状況　など〕

私の見たこと，聞いたこと	私が感じたり，考えたりしたこと	私が言ったり，行ったりしたこと
ここでは，対象者の言葉，動き，表情など，私が知覚したことを記録します。	ここでは，対象者の言動に対して，私が感じたり考えたりしたこと，またそのときに起こってきた感情を，ありのままに記録します。	ここでは，私が言ったり行ったりしたことを記録します。
■1	■2	■3
■4	■5	■6

対象者の言動，看護者（私）が思ったこと，看護者の言動の文頭には，番号をつける。これは，考察するときに，考察する部分を番号で示してから行うので必要である。

対象者の言動，看護者（私）が思ったこと，看護者の言動の最初の行は，横のラインをそろえて記入する。

◆図2　記入様式①の記入例

【とりあげた理由】
依存性の高い患者に，少しでも積極的に日常生活を送ってもらえるような声かけを行いたいが，気持ちとは反対に，患者に言われるまま援助をしてしまい，自分の行った行為は看護ではないと落ち込んでしまったため。

【看護場面】
心筋梗塞で入院のBさん（70歳，男性，特別室）を受け持ち，実習3日目。BさんはX線室に行く準備をしており，私は送迎する役目だった。臨床指導者さんより「看護師への依存性が高い患者さんです」との情報を得ていた。この日はBさんの奥様もいた。

私の見たこと，聞いたこと	私が感じたり，考えたりしたこと	私が言ったり，行ったりしたこと
■1「会社では社長の私をみんなよくサポートしてくれる。毎日誰かが見舞いに来て，会社の様子を報告してくれるんだ」（穏やかな表情で話される。奥様はBさんのベストのボタンかけをわざわざ手伝っている）	■2カルテに"見舞い客に大声で怒鳴っていた"と記録があった。今の穏やかな表情からは想像がつかない。Bさんはどんなときに感情的になるんだろう。私も受け持ち期間中に怒鳴られるのかな？	■3「社員さんが毎日お見舞いに来られて，うれしいですね。皆さんが会社を守ってくれて，頼もしいですね」
■4「そうでもないんだよ。気が利かないこともあってね。病気にならなければ，もう少し取引先と好条件で交渉ができたのに」（表情がこわばってきた）	■5あれ，どうしよう。余計なこと言っちゃった。何とか穏やかなBさんになってもらわなきゃ。	■6「そんなことないですよ，Bさんの会社の社員さんは皆さんよい方ばかりですよ」
■7（奥様の携帯電話が鳴って，奥様は急にその場を退席された）「ちょっと，学生さん，着替え手伝って！」（怒ってはいないが，焦っている様子でお話しされた）	■8自分自身で更衣できるのに，私に手伝ってほしいと希望されている。依存的な部分って，こういうことなのだろうか…。本当はBさん自身でできることなのに…。	■9「はい」（Bさんに言われるまま，ベストのボタンをかけて，靴下をはく手伝いをした）
■10穏やかな表情で，鏡を見ながら整髪されている	■11この実習でBさんから怒鳴られる気がしてビクビクしそう。看護を考えられるかな…	

◆図3　記入様式②

考察	自己評価
【考察の視点】 1）対象者は，そのとき 　　どんな気持ちであったか 2）それを自分はどう受け止めたか 3）かかわっている自分はそのとき， 　　安定した心理状態であったか 4）対象者の気持ちを受け止めたことを，正 　　しく相手に伝えたか 5）自分の気持ちを伝えたことで， 　　対象者を不安にさせなかったか 6）自分の行ったことは 　　援助になっていたか 7）対象者を理解したところで， 　　私がなすべきことは何だったか	【看護場面の再構成に関する評価の視点】[3] 1）あなたはなぜ，この場面を再構成しようと思ったのですか？ 　①この場面にはどのような"気がかり"や"行き詰まり感""違和感""不全感"がともなっていますか？ 　②この場面では，どのような"手ごたえ"を感じましたか？ 2）この場面には，どのような背景があると考えられますか？ 　①病棟の雰囲気（＝看護状況）はどんな様子でしたか？ 　②この患者はどんな人ですか？ 3）あなたと患者との間には，どのような対人関係が生じていたと考えられますか。 　①お互いに相手の言動にどのように反応していますか？ 　　（特に感情的な反応に注目） 　②お互いの間には，どのような"ずれ"がありますか？ 　　"ずれ"は克服されましたか？ 　③お互いの関係は，親密ですか，疎遠ですか？ 　　距離は近いですか，遠いですか？ 4）あなたは，患者との間に生じた対人関係を，看護にどのようにして生かしていますか。今から思えばどのように生かせましたか。これからどのように生かせそうですか。 　①自分自身あるいは患者のどのような反応によって，患者への働きかけを動機づけられましたか？ 　②患者の反応から，患者はどのような援助を必要としているのかについて，どのような気づきを得ましたか？ 　③患者の反応についての認知（＝見たり聞いたこと）に基づいて，どのような働きかけを意識的に行いましたか？ 5）看護場面の再構築をめぐる1）～4）の検討を通じて，どのような気づきを得ましたか？ 　①あなた自身や，あなたの対人関係の特徴について，どのような気づきを得ましたか？ 　②看護的な対人関係について，何を学びましたか？ 　③あなたの看護の特徴について，どのような気づきを得ましたか？ 6）看護場面の再構成法とその自己評価を行ってみて，どのようなことを感じましたか。

【考察と自己評価を記述するにあたって】

　プロセスレコードを記述する目的は，看護の手順を振り返ることではなく，その看護を行ったときに「あなたがどんなことを考えたか」「あなたにはどんな考え方・行動のくせ（傾向）があるのか」を考察し自分自身を振り返ることです。ただ，プロセスレコードにも，「考察」と「自己評価」にも，記述のコツや手引きのようなものはありません。まずは書いてみる，ということが重要です。「何も思い浮かばない」という場合，書けないには書けないなりの理由があるはずです。考えがまとまらない，筆が進まない…ということでも構いませんから，書けないという状況をまずは書いてみましょう。そして，検討会で他者からアドバイスをもらい，自己をあらためて振り返ってみましょう。

プロセスレコードの検討の際に大切にしたいこと

　プロセスレコードは，記載すればそれで完了ではありません。記載することも重要なのですが，それ以上に，記載した内容をあらためて見直し，再び振り返り検討することで，自分自身の行動・感情の"クセ"のようなものに気づくことが，とても重要だとされています。そのために，プロセスレコードを記載したあとには検討会を開きます。

　プロセスレコードの検討会の際には，看護者（学生）と患者の対人関係の傾向について，客観的な話し合いを心がけましょう。プロセスレコードの発表者である学生が経験した感情や認識，そしてその学生がとった行動は，それ自体がその人そのものだといっても過言ではありません。自分が大切にしているもの（この場合は「看護場面での経験」です）を乱雑に扱われてうれしく感じる人はいませんね。ですから，一つひとつの事例は大切なものとして，十分に尊重され扱われるべきなのです。

　そのため検討会では，患者にとってよい看護だったか否かといった点を最重要視して検討することはありません。まずは事例提供者が自己の振り返り（自己評価）に至ったやり取りについて，他の参加者は事実確認をしていきます。事例提供者が記載したプロセスレコード（記入様式①）を参照しながら，会話のなかのよくわからない部分について客観的に質問しましょう。質問されることによって，事例提供者は新たな発見をし，他人に伝わりにくい感情が自分特有の感じ方であることを発見するでしょう。ですから，事例を提供した学生も他の参加者も，できるだけ率直な自己表現・意見交換をするように心がけましょう。極端な批判は好ましいとはいえませんが，参加者が事例提供者に「伝えたい」という前向きな思いを抱いたならば，率直に伝えたほうがお互いにとって有意義な検討の時間になります。

　次に，①対象者はそのときどんな気持ちだったか，②「私が感じたり考えたこと」「私が言ったり行ったこと」のずれをどのように認識したのか，③対象者と看護者の受け止め方のずれ，について検討を行います。看護を実践する側（学生）には，さまざまなジレンマが生じます。事例の振り返りや検討を通じて，さまざまな自分自身があるということを学生同士でお互いに認め合うことも，プロセスレコードの検討会における重要な要素です。

　提供された事例において，行動や言動が正しかったか否か，行動の結果がよかったのか悪かったのかは，プロセスレコードの記述と検討会では重要視されません。患者と事例提供者（看護学生）のやり取りの結果だけに

ポイント！

プロセスレコードとは③

　E. ウィーデンバッグは，ある特定の看護場面を選び出して再構成することと，学習者の主体性を尊重する自己評価の項目を加えました。ある特定の看護場面に絞ることには理由があります。臨床の場面では次々と起こる出来事に巻き込まれて時間的にも精神的にも余裕を失ってしまいます。看護師が気になる場面をあとでゆっくり振り返り，自分の体験を取り戻すことによって，得られた自己洞察を今後のケアに生かせるのです。

注目するのではなく,「事例提供者が知覚したこと・感じたこと・考えたことが,どのようにその後の行為に影響したのかを知る」ということを大切にしてください。それが,"自分を振り返る""自分に気づく"ということなのです。

次ページから展開される4つの事例を参考に,あなたも自分自身の気がかりな場面をプロセスレコードで振り返ってみましょう。

**次ページからの4つの事例を参考に,
プロセスレコード記入のイメージをつかみましょう！**

Lesson 14

Scene 1
患者からの思いがけない発言への対応に困惑…

　はじめての実習で，事前に得ていた情報とは異なる発言が受け持ち患者からあり，大変困惑してしまいました。この場面を，のりこさんはどのようにプロセスレコードに再構成したのでしょうか？

看護場面

背　　景：実習受け持ち3日目の10時ころ，バイタルサインの測定が終わった際に，Wさんとコミュニケーションを図っていた場面。

患　　者：Wさん，70歳，女性。愛犬との散歩やハイキングが趣味の主婦。明るく，"自分のことは自分でする"がモットーの自立した方。右下肢急性動脈閉塞（右下肢壊疽）で入院し，緊急で血栓除去術を施行した。現在，術後5日目。術後，右下肢の壊疽が改善しないため，今後「下肢を切断するか」について，本人および家族と検討する予定であるが，本人にはまだ伝えていない。本日午後，Wさんと家族に対し，医師から今後の方針について説明される予定である。

環　　境：場所は4人部屋で，カーテンで仕切られており静かな環境であった。Wさんはベッドに臥床し，時おり天井やのりこさんのほうに顔を向けながら話をしている状態。

この場面を取り上げた理由

　私は，カルテや看護師から「Wさんの右下肢の予後が悪く，切断の可能性もある」との情報を得ていたが，Wさんから，突然今後の予定に関する思いがけない発言があり，そのときどのように対応すればよかったのかわからず困惑した。自分のとった言動が看護だったのかを振り返り，どのような対応がよかったのかを検討するために再構成した。

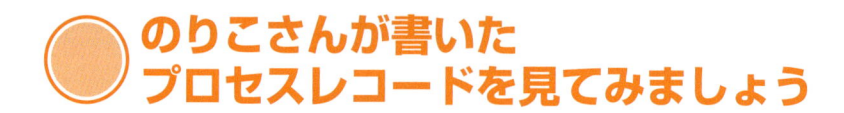

● のりこさんが書いた
　プロセスレコードを見てみましょう

「思いがけない言葉に困惑…」したのりこさんのプロセスレコード（添削前）

※教師からの**アドバイス**は 80 ページにまとめています。

私の見たこと，聞いたこと	私が感じたり，考えたりしたこと	私が言ったり，行ったりしたこと
1「いやぁ，今回はよかったわ」	**2** よかったって何がよかったのかな。	**3**「よかったとは？」

> **アドバイス A**
> W さんの表情や動作が記載されていません。

> **アドバイス C**
> 感じたことをそのまま聞けているのはよいです。

4「早めに手術がしてもらえて，悪い部分も取れたみたいだし」	**5** 手術のことだったのか。	**6**「そうですね。よかったですね」

> **アドバイス A**
> あなたの表情や動作が記載されていません。

7「ええ，本当によかったわ。病院に来るのがもう少し遅かったら，大好きなショコラ（愛犬）との散歩ができなくなるところだったわ。足は大事にしないとね」	**8** え？「本当によかった。もう少し遅かったら…」って思っているってことは，もしかして W さんは足が完全に治るって思っているのかな？	**9**「そうですね。足は大事ですよね。ショコラちゃんのこと，とても大切にされているのですね」

> **アドバイス C**
> オウム返しをしているところがよいですね。

10「ショコラはとてもかわいいのよ。散歩が大好きだから，毎日，朝と夕方に行くのが日課。私の生きがいよね」	**11**「散歩が生きがい」かぁ…。どうしよう。何て言ったらよいのかな。	**12**「朝・夕 2 回も散歩に行くなんてすごいですね。生きがいなのですね」

> **アドバイス B**
> その言葉を聞いてあなたが感じたことを具体的に記載しましょう。

> **アドバイス C**
> オウム返しをしているところがよいですね。

13「そうなの。だから早く退院して家に帰りたいのよね。手術して悪い部分も取ってもらえたし，退院もそう遠くはないと思うから，あとはリハビリをして退院に向けてがんばるわ」	**14**「退院」…W さんはリハビリして退院するつもりなんだ。「退院もそう遠くはない」ってどうしてそう思っているのかな？うーん，でも何て声をかけてあげたらよいのかな。どうしよう…言葉が見つからない。	**15**「そうですね。退院に向けて一緒にがんばりましょうね。では，お熱や血圧の値を看護師に報告するので失礼します」そそくさと病室を後にする。

> **アドバイス A**
> その後の場面での W さんの表情や言動はどうだったのでしょう？

> **アドバイス B**
> その後，あなたはどのように感じましたか？

場面の考察と自己評価（1回目）

のりこさんの考察

※73ページの【図3　記入様式②；考察】を参考に記入しましょう。

考察の視点

1) 対象者はそのときどんな気持ちであったか
   退院したい気持ちでいっぱいである。

   > **アドバイス D** そのように思った理由は何ですか？

2) それを自分はどう受け止めたか
   退院したい気持ちはわかったが，カルテや看護師から「Wさんの右下肢の予後が悪く切断の可能性もある」との情報を得ていたため，そのことを思い出してしまい，どのように受け止めてよいのか困惑していた。

3) かかわっている自分は，そのとき安定した心理状態であったか
   安定していない。

   > **アドバイス D** どのような気持ちで安定していなかったのか，そのときのあなたの気持ちを具体的に記載しましょう。

4) 対象者の気持ちを受け止めたことを，正しく相手に伝えたか
   Wさんの"退院したい"という気持ちはひしひしと伝わってきたが，それが可能かどうかわからず（私の心の中には"すぐには退院できないのではないか"という気持ちも強かった），きちんと受け止めることができておらず，伝えることもできていない。

   > **アドバイス D** ⑮で伝えたようにも読み取れますが，⑮の発言についてあなたはどのように考えていますか？

5) 自分の気持ちを伝えたことで，対象者を不安にさせなかったか
   私の⑮の発言に対し，Wさんの表情もよく不安にはさせていないと考える。しかし，おそらく私の表情がこわばっていたと思うので，不安を抱かせたかもしれない。

   > **アドバイス A・D** プロセスレコードに，Wさんとあなたの表情を記入したうえで，番号を用いながら考察を記載しましょう。

6) 自分の行ったことは援助になっていたか
   援助になっていない。

   > **アドバイス D** なぜそのように考えるのか具体的に記載しましょう。

7) 対象者を理解したところで，私がなすべきことは何だったか
   Wさんの"退院したい"という気持ちそのものをまずは理解するべきであった。

   > **アドバイス D** そのように考える理由を具体的に記載しましょう。

のりこさんの自己評価

※73ページの【図3 記入様式②；自己評価】を参考に記入しましょう。

看護場面の再構成に関する評価の視点

1) あなたはなぜ，この場面を再構成しようと思ったのですか
   Wさんから，突然今後の予定に関する思いがけない発言があり，そのときどのように対応すればよかったのかわからず困惑したから。

2) この場面には，どのような背景があると考えられますか
   Wさんは明るく，"自分のことは自分でする"がモットーの自立した方。

> **アドバイスD** コミュニケーションで誤解が生じた理由，影響していたことを具体的に記載しましょう。

3) あなたと患者さんとの間には，どのような対人関係が生じていたと考えられますか
   Wさんと私との対人関係にはずれが生じている。

> **アドバイスB・D** Wさんとあなたはお互いの言動にどのように反応しているのかを記載し，どのような点でずれが生じたのかを具体的に記載しましょう。

4) あなたは，患者さんとの間に生じた対人関係を，看護にどのように生かしていますか。今から思えばどのように生かせましたか。これからどのように生かせそうですか
   この場面では，Wさんとの間に生じた対人関係を看護に生かすことができていない。

> **アドバイスD** プロセスレコードをもう一度読み返し考えてみましょう。

5) 看護場面の再構成をめぐる以上の検討を通じて，どのような気づきを得ましたか
   私は，思いがけないWさんの言動に焦り，Wさんの言葉の真意をとらえることができず，表面的に言葉を返し，その場から逃げようとする傾向があることに気づいた。また⑬の発言に対し⑭で疑問を抱きながらも尋ねることができていないため，私のコミュニケーションは非主張的であることにも気づいた。

6) 看護場面の再構成法とその自己評価を行ってみて，どのようなことを感じましたか
   再構成法を用いることで，そのときは気づかなかったWさんの考えや，自身の考えと傾向に気づくことができた。看護師は，患者さんとのコミュニケーションにおいて，常に楽しい会話ばかりではなく，想定外の出来事に遭遇したり，ネガティブな内容（病名の告知など）を患者さんと共有する場面も多々あるだろう。どんな場面に出合っても，常に患者さんの気持ちに寄り添うことができるようなコミュニケーションがとれる看護師になりたいと思った。

教師からのアドバイスのポイント！

アドバイスA
表情や動作を記載しよう！
Wさんやあなたの表情・動作をありのままに記載しよう。そのときの感情をより具体的に振り返ることができます。

アドバイスB
感じたことを具体的に記載しよう！
何と声をかけてよいのかもやもやしていますね。そのもやもやしたときに抱いた感情や心の声をありのままに記載しましょう。

アドバイスC
そのまま伝えられているのがよいです！
あなたが感じたり，考えたりしたことをそのまま伝えられていますね。また，Wさんの表現を繰り返す「オウム返し」というコミュニケーションスキルを用いることができています。

アドバイスD
気持ちや考えの根拠を具体的に記載しよう！
考察や自己評価では，結論のみ記載されていますね。記載された気持ちや考えに至った根拠を具体的に記載しましょう。必要時，プロセスレコードの番号を用いて示してみましょう。

授業での添削→プロセスレコードの書き直し

　のりこさんは，プロセスレコードで感じ考えたことをそのまま表現できている部分があり，「オウム返し」のコミュニケーションスキルを用いた工夫ができていました。しかし，プロセスレコードに表情や動作を記載することや，感じたことをさらに具体的に表現すること，考察・自己評価には気持ちや考えの根拠を具体的に記載する必要があると指導を受けました。授業で指摘されたコメントをふまえて，のりこさんは次のようにプロセスレコードを書き直しました。

のりこさんが書き直したプロセスレコード

私の見たこと，聞いたこと	私が感じたり，考えたりしたこと	私が言ったり，行ったりしたこと
① 天井を見つめて，ホッとした表情で，「いやぁ，今回はよかったわ」	② よかったって何がよかったのかな。	③「よかったとは？」
④ うれしそうな表情で，「早めに手術がしてもらえて，悪い部分も取れたみたいだし」	⑤ 手術のことだったのか。	⑥「そうですね。よかったですね」
⑦ 心からの安堵の表情で，「ええ，本当によかったわ。病院に来るのがもう少し遅かったら，大好きなショコラ（愛犬）との散歩ができなくなるところだったわ。足は大事にしないとね」	⑧ え？「本当によかった。もう少し遅かったら…」って思っているってことは，もしかしてWさんは足が完全に治るって思っているのかな？	⑨ 少し困惑した表情で「そうですね。足は大事ですよね。ショコラちゃんのこと，とても大切にされているのですね」
⑩ 笑顔で私のほうに顔を向けて「ショコラはとてもかわいいのよ。散歩が大好きだから，毎日，朝と夕方に行くのが日課。私の生きがいよね」	⑪「散歩が生きがい」かぁ…。そういえば，カルテに下肢の切断の可能性について，Wさんにまだ伝えていないって書いてあったなぁ。そのことを知ったら，Wさんすごくショックだろうな。どうしよう。何て言ったらよいのかな。	⑫ 表情が硬く，「朝・夕2回も散歩に行くなんてすごいですね。生きがいなのですね」
⑬ 少し不思議そうな表情であったが，すぐに天井を見つめて穏やかな表情で「そうなの。だから早く退院して家に帰りたいのよね。手術して悪い部分も取ってもらえたし，退院もそう遠くはないと思うから，あとはリハビリをして退院に向けてがんばるわ」	⑭「退院」…Wさんはリハビリして退院するつもりなんだ。「退院もそう遠くはない」ってどうしてそう思っているのかな？うーん，でも何て声をかけてあげたらよいのかな。どうしよう…言葉が見つからない。	⑮ 少し焦った様子で，「そうですね。退院に向けて一緒にがんばりましょうね。では，お熱や血圧の値を看護師さんに報告するので失礼します」そそくさと病室を後にする。
⑯ 笑顔で私のほうに顔を向けて「ええ。お話を聞いてくれてありがとう。また来てね」	⑰「ありがとう」なんて申し訳ないよ。今の受け答えでちゃんと話を聞いたことになったのかな。一方的に話を切ってしまったような気がする。どうしよう。まずは指導者さんに相談してみよう。	

場面の考察と自己評価（書き直し後）

のりこさんの考察（書き直し後）

考察の視点

1) 対象者はそのときどんな気持ちであったか
   Wさんは，血栓除去術が施行できたので，あとはリハビリをして退院できると思っている。家にいる愛犬との散歩が生きがいのため，一日でも早く退院したい気持ちでいっぱいである。

2) それを自分はどう受け止めたか
   退院したい気持ちはわかったが，カルテや看護師から「Wさんの右下肢の予後が悪く切断の可能性もある」との情報を得ていたため，そのことを思い出してしまい，どのように受け止めてよいのか困惑していた。

3) かかわっている自分は，そのとき安定した心理状態であったか
   Wさんが，右下肢切断の可能性について理解しておらず，退院して愛犬との散歩を楽しみにしていることを知り，焦る気持ちと現実を知らされた場合どのように声をかけ，接したらよいのか大変不安になり，気持ちが安定していない。

4) 対象者の気持ちを受け止めたことを，正しく相手に伝えたか
   Wさんの"退院したい"という気持ちはひしひしと伝わってきたが，それが可能かどうかわからず（私の心の中に"すぐには退院できないのではないか"という気持ちも強く）きちんと受け止めることができておらず，伝えることもできていない。15は一見，Wさんの思いに共感したように思えるが，実はその場を何とか乗り切りたい思いから出た表面的な発言であったと考える。

5) 自分の気持ちを伝えたことで，対象者を不安にさせなかったか
   15の発言に対し，16で私のほうに顔を向けていることから，Wさんの表情もよく**不安にはさせていないと考える。しかし，私が9 12 15で困惑や焦りなどの表情であり，Wさんも13で一瞬不思議そうな表情をしたことから，おそらく私の表情がこわばっていたと思うので，不安を抱かせたかもしれない。**

6) 自分の行ったことは援助になっていたか
   私自身の焦りや不安が先行し，「退院したい」というWさんの思いを素直に受け止め，共感することができなかった。また，Wさんの13の発言のあとに14で疑問をもちながらも，そのことをWさんに尋ねて，その真意を確認することもなく，受け流してしまっている。そのため，援助になっていない。

7) 対象者を理解したところで，私がなすべきことは何だったか
   Wさんの言葉をとらえ直すと，愛犬との元の生活に戻ることを目標にしていることがわかる。そのため，Wさんの話を傾聴し，Wさんの"退院したい"という気持ちそのものをまずは理解するべきであった。そのうえで，Wさんの認識をとらえ，なぜ違った解釈をしているのかを考える必要がある。

のりこさんの自己評価（書き直し後）

看護場面の再構成に関する評価の視点

1) あなたはなぜ，この場面を再構成しようと思ったのですか
   Wさんから，突然今後の予定に関する思いがけない発言があり，そのときどのように対応すればよかったのかわからず困惑したから。

2) この場面には，どのような背景があると考えられますか
   私がWさんとコミュニケーションを図ったのが医師から詳しい説明がなされる前であるため，医師がカルテに記載した病状とWさんがとらえた状態との間にずれが生じたことが背景として考えられる。また，私ははじめての実習であり，カルテなどの情報と，患者の認識が異なることなどまったく想定しておらず焦ったことが影響している。さらに，Wさんは，明るく，"自分のことは自分でする"がモットーの自立した方であることが病状を前向きにとらえた原因であると考える。

3) あなたと患者との間には，どのような対人関係が生じていたと考えられますか
   受け持ち3日目ではあるが，Wさんは私に対し，自身の感情を率直に話している。しかし，私は焦る気持ちが先行し，Wさんの「退院したい」という気持ちに目を向けることができず，何とかその場を乗り切りその場から離れようとしており，Wさんと私との対人関係にはずれが生じている。

4) あなたは，患者との間に生じた対人関係を，看護にどのように生かしていますか。今から思えばどのように生かせましたか。これからどのように生かせそうですか。
   この場面では，Wさんとの間に生じた対人関係を看護に生かすことができていない。今考えると，Wさんは，医師から説明を受ける前ではあるが，**7** や **13** で考えを率直に述べており，この場面は，Wさんの病気に対する認識を知る機会となっていたことに気づいた。Wさんの認識を知ることで，医師からの説明後に必要な精神的サポートを検討することができると考える。また，Wさんの愛犬に対する思いを知り，Wさんの希望や目標を知る機会でもあったと考える。

5) 看護場面の再構成をめぐる以上の検討を通じて，どのような気づきを得ましたか
   私は，思いがけないWさんの言動に焦り，Wさんの言葉の真意をとらえることができず，表面的に言葉を返し，その場から逃げようとする傾向があることに気づいた。また **13** の発言に対し **14** で疑問を抱きながらも尋ねることができていないため，私のコミュニケーションは非主張的であることにも気づいた。

6) 看護場面の再構成法とその自己評価を行ってみて，どのようなことを感じましたか
   再構成法を用いることで，そのときは気づかなかったWさんの考えや，自身の考えと傾向に気づくことができた。看護師は，患者さんとのコミュニケーションにおいて，常に楽しい会話ばかりではなく，想定外の出来事に遭遇したり，ネガティブな内容（病名の告知など）を患者さんと共有する場面も多々あるだろう。どんな場面に出合っても，常に患者さんの気持ちに寄り添うことができるようなコミュニケーションがとれる看護師になりたいと思った。

この場面に対するのりこさんの振り返り

　プロセスレコードを記載すると，少しずつWさんの気持ちや自身の焦り，傾向がみえてきました。私のなかに，"患者さんとの会話は楽しく"という思いがあり，予想外の，ネガティブな内容については触れてはいけない気がしていました。しかし，臨床現場では，病状の告知などさまざまな場面に立ち会わなければならないのだと気づき，まずは患者さんが何を伝えようとしているのかをくみ取り，傾聴することが看護であることに気づきました。

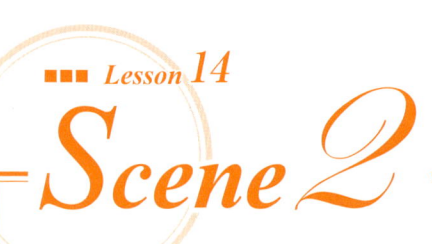

Lesson 14
Scene 2
はじめての実習で頭が真っ白…

　はじめての実習でプレッシャーに押しつぶされそうなのりこさん。疾患や病態生理の知識や疑問点について，整理できないまま患者さんを担当し，頭が真っ白になってしまいました。
　この場面を，のりこさんはどのようにプロセスレコードに再構成したのでしょうか？

看護場面

背　　景：実習初日の14時ころ，のりこさんがXさんとコミュニケーションを図っていた場面
患　　者：Xさん，62歳，女性。日本舞踊の先生で，明るく社交的。とても話しやすいという印象。糖尿病性の壊疽による切断のため左下腿はない。
環　　境：4人部屋で，Xさんは自分のベッド近くにいて，車椅子に乗ったままお話をしていた。

この場面を取り上げた理由

　Xさんから「糖尿病」という疾患名を聞き，疾患の知識（たばこがなぜ糖尿病によくないのか，左の下腿がなぜないのかなど）に気をとられてしまった。結果として，左下腿がないために車椅子生活であるXさんにどのような声をかけたらよいのかわからなくなり，ぎこちない会話となってしまった。とまどった私の表情を察したXさんが，不快な思いをしたのではないかと心配になり，自分のとった態度が看護であったかを振り返りたいと思った。

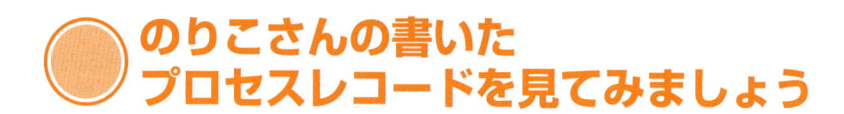

● **のりこさんの書いた
　プロセスレコードを見てみましょう**

「はじめての実習で頭が真っ白…」なのりこさんのプロセスレコード（添削前）

※教師からの アドバイス は 88 ページにまとめています。

私の見たこと，聞いたこと	私が感じたり，考えたりしたこと	私が言ったり，行ったりしたこと
❶小銭がテーブルの上に置いてある。	❷買い物に自由に行くことができる患者さんなのだな，何か買う予定があるのか，話題にしてみよう。	❸「Xさん，売店でよくお買い物されるのですか？」
❹「いいえ，私は糖尿があるから，あれこれ売店でお買い物してはいけないのよ。お菓子もだめ，たばこもだめと言われてるのよ」	❺糖尿病があるんだ…**よくわからない**。それにしても，車椅子でどんなに不自由な生活をされていることだろう。お気の毒だ…。こんなとき，どんな言葉をかけたらいいのか…。頭真っ白。	❻「…」（沈黙）。 **アドバイスA** 何を考えたのか，もっと具体的に書きましょう。
❼(Xさんはちょっと表情がこわばったような様子だったけどすぐに笑顔で)，「学生さ――ん，そんな難しい顔しないでよ。ちょっと，おやつを食べるくらいいいのよ。見つかったら，それはそれは怒られるけど，見つからなかったらいいのよ。だから黙っていてね，看護師さんには（しーと言って指を口に当てる），しぃ！よ」	❽え？　何，どういうこと？　私の顔，難しそうに見えたんだ…，患者さんに不快感を与えてはいけない！　早く，笑顔に戻らなければ。	❾「わかりました」（にっこりしたが，少しこわばっていた）
❿「学生さん，笑顔がいいね。本当に今日はお天気もいいし，桜の花も見ごろだね」	⓫…よかったけど，**どこかすっきりしない自分がいる。** **アドバイスA** もう少し自分の考えたことや思ったことを文字に表現しよう。	⓬「本当に，桜がきれいですよ。今日はお天気もいいですね」

場面の考察と自己評価（1回目）

のりこさんの考察

※73ページの【図3　記入様式②；考察】を参考に記入しましょう。

考察の視点

1) 対象者は，そのときどんな気持ちであったか
    Xさんは気持ちの切り替えができていた。

　　　　　アドバイスB そう思った理由は何ですか？

2) それを自分はどう受け止めたか
    私は，自分の糖尿病に関する知識のなさや，下腿のない方に生まれてはじめてお会いし，どのように声をかけるべきなのか思案しており，Xさんが現在感じている思いにまったく気がつかないでいた。

3) かかわっている自分は，そのとき安定した心理状態であったか
    自分自身のことで精いっぱいで，緊張や不安でいっぱいだった。

4) 対象者の気持ちを受け止めたことを，正しく相手に伝えたか
    Xさんの気持ちを受け止めるまでに至っておらず，伝えることもできていなかった。

5) 自分の気持ちを伝えたことで，対象者を不安にさせなかったか
    自分の気持ちもよくわかっていなかった。むしろ取り繕うような笑顔でその場を終えてしまったため，Xさんのペースで状況は過ぎてしまった。私の対応はXさんにとって決して不愉快なものではなかったように思う。

　　　　　アドバイスB なぜ不愉快でないと考えたのか，あなたの行動や言動（番号）を加えながら具体的に記載しましょう。

6) 自分の行ったことは援助になっていたか
    援助的であったとはいえない。

　　　　　アドバイスB なぜそのように考えたのでしょうか？

7) 対象者を理解したところで，私がなすべきことは何だったか
    自分の弱さに気持ちが向いていた。Xさんの思いに寄り添うために，もう少し質問ができてもよかったと考える。

のりこさんの自己評価

※73ページの【図3 記入様式②：自己評価】を参考に記入しましょう。

看護場面の再構成に関する評価の視点

1) あなたはなぜ，この場面を再構成しようと思ったのですか
   自分に悔しさを感じていたから。

   > **アドバイスB** 疾患もふまえながら，もう少し詳しく表現してみましょう。

2) この場面には，どのような背景があると考えられますか
   気さくな女性である。

   > **アドバイスB** 病状や疾患の現状を加えるとなおよいでしょう。

3) あなたと患者との間には，どのような対人関係が生じていたと考えられますか
   この場面ではXさんとの間に距離感があった。

   > **アドバイスB** なぜ，距離感があったのでしょうか。見たこと，感じたこと・考えたこと，言ったこと（番号）を加えながら，詳しく書いてみてください。

4) あなたは，患者との間に生じた対人関係を，看護にどのように生かしていますか。今から思えばどのように生かせましたか。これからどのように生かせそうですか
   気さくなXさんだが，なぜ悪いと知りつつ間食するのか，なぜ看護師に知られたくないのか疑問が残った。これから関係性が進むなかで，本人に質問するのが最もよいことだという結論に至った。

5) 看護場面の再構成をめぐる以上の検討を通じて，どのような気づきを得ましたか
   私の表情の変化をすばやく察知するXさんを目の当たりにして，私は感情が表に出やすいタイプだと気づいた。さらに笑顔でこの場を終えてしまったことから，Xさんから嫌われたくないとも望んでいた自分に気づいた。また，疑問をうやむやにしてしまったことからも，このときの私のコミュニケーションは非主張的だったことに気づいた。

6) 看護場面の再構成法とその自己評価を行ってみて，どのようなことを感じましたか
   患者さんとのコミュニケーションでは，あれこれと気がかりな点があって，ふだんできていることができなかった自分に気がついた。一方でXさんは私とのやり取りを楽しんでくれたことがうれしかった。私もXさんとのやり取りを楽しめるようになりたいと感じた。

👉 教師からのアドバイスのポイント！

アドバイスA
表現はできるだけ具体的に！

「私が感じたり，考えたりしたこと」はできるだけ具体的に表現してみましょう。感情が加わると，思うように書き進められないこともあります。あまりこだわらずに，ありのままを書き進めましょう。

アドバイスB
場面を描写してみよう！

結論のみが記載されてあって，その結論に至ったあなたの考えや思いが具体的に表現されていませんね。場面を描写し客観的にその場をとらえることで，場面を違った視点から見ることができますので，まずは描写することを練習してみましょう。客観的にとらえるためには，疾患の知識を復習することも重要ですよ。

授業での添削→プロセスレコードの書き直し

　のりこさんの最初のプロセスレコードでは，よくわからないことや，自分の感情を率直に表現できている点がとてもよいと思います。

　ただし，添削前の「私が感じたり，考えたりしたこと」では，感情のみが率直に表現されているため，他人にはわかりにくいところがあります。なぜそのような感情を抱くようになったか，自分の考えを書くと，自分の気持ちは自然と整理されます。

　のりこさんは，自分の考えたことを書くこと，つまり知らないことを知らないと認めることで，少しスッキリして前向きな気持ちになりました。考察や自己評価では自分の感情に流されてしまって物事のとらえ方が一方向のみだったのですが，場面を思い出して描写することによって，次第に多方面からとらえ直すことができました。プロセスレコードを書き直すことで自分の先入観（看護学生は知識をもって当然であり，知らないと言ってはいけない）を知り，それへの対策について考える機会となりました。

のりこさんが書き直したプロセスレコード

私の見たこと，聞いたこと	私が感じたり，考えたりしたこと	私が言ったり，行ったりしたこと
1 小銭がテーブルの上に置いてある。	**2** 買い物に自由に行くことができる患者さんなのだな，何か買う予定があるのか，話題にしてみよう。	**3**「Xさん，売店でよくお買い物されるのですか？」
4「いいえ，私は糖尿があるから，あれこれ売店でお買い物してはいけないのよ。お菓子もだめ，たばこもだめと言われてるのよ」	**5** 糖尿病があるんだ…**さて糖尿病ってどんな病気だったのかな。どうしてたばこがだめなんだろう。足がないのは交通事故に遭ったのだろうか…？** よくわからない。 それにしても，車椅子でどんなに不自由な生活をされていることだろう。お気の毒だ…。こんなとき，どんな言葉をかけたらいいのか…。頭真っ白。	**6**「…」（沈黙）。
7（Xさんはちょっと表情がこわばったような様子だったけどすぐに笑顔で），「学生さ――ん，そんな難しい顔しないでよ。ちょっと，おやつを食べるくらいいいのよ。見つかったら，それはそれは怒られるけど，見つからなかったらいいのよ。だから黙っていてね，看護師さんには（しーと言って指を口に当てる），しぃ！よ」	**8** え？ 何，どういうこと？ 私の顔，難しそうに見えたんだ…，患者さんに不快感を与えてはいけない！ 早く，笑顔に戻らなければ。	**9**「わかりました」（にっこりしたが，少しこわばっていた）
10「学生さん，笑顔がいいね。本当に今日はお天気もいいし，桜の花も見ごろだね」	**11** …よかった…。**Xさんからいい笑顔って言ってもらえた。でも，Xさんから，おやつを食べてることを看護師さんに言ってはいけないって言われた。こういうことを看護師さんに報告しなくてよいのかな？** でも，車椅子の生活の不自由さを考えるとおやつくらいの楽しみはほしいだろうな。**私が看護師さんに報告するとおやつの楽しみを奪うことになるな**，どうしたらよいのだろうか。	**12**「本当に，桜がきれいですよ。今日はお天気もいいですね」

場面の考察と自己評価（書き直し後）

のりこさんの考察（書き直し後）

考察の視点

1) 対象者は，そのときどんな気持ちであったか
   今思うと，Xさんは看護師さんにばれてしまうのではないかといったバツの悪さを感じていたが，私の笑顔によって気持ちの切り替えができていた。

2) それを自分はどう受け止めたか
   私は，自分の糖尿病に関する知識のなさや，下腿のない方に生まれてはじめてお会いし，どのように声をかけるべきなのか思案しており，Xさんが現在感じている思いにまったく気がつかないでいた。

3) かかわっている自分は，そのとき安定した心理状態であったか
   自分自身のことで精いっぱいで，緊張や不安でいっぱいだった。

4) 対象者の気持ちを受け止めたことを，正しく相手に伝えたか
   Xさんの気持ちを受け止めるまでに至っておらず，伝えることもできていなかった。

5) 自分の気持ちを伝えたことで，対象者を不安にさせなかったか
   自分の気持ちもよくわかっていなかった。むしろ取り繕うように笑顔でその場を終えてしまったため，Xさんのペースで状況は過ぎてしまった。**私は，Xさんから7（難しい顔をしている）の指摘に，はっと我に返り，9でにっこり笑顔を表現した。Xさんの10の発言より，**私の対応はXさんにとって決して不愉快なものではなかったように思った。

6) 自分の行ったことは援助になっていたか
   Xさんのバツの悪さ，すなわち，間食は体に悪いがやめられないことへの対策をともに考えることができなかったこと，看護師には知られたくないという思いを受け止めるには至らなかったことから，援助的であったとはいえない。

7) 対象者を理解したところで，私がなすべきことは何だったか
   自分の弱さに気持ちが向いていた。Xさんの思いに寄り添うために，もう少し質問ができてもよかったと考える。

のりこさんの自己評価（書き直し後）

看護場面の再構成に関する評価の視点

1) あなたはなぜ，この場面を再構成しようと思ったのですか

　Xさんは看護師に伝わったら怒られそうな問題を，初対面の私に正直に話してくれるのだと感じた。それに反して私は自分のことで精一杯で，Xさんの気持ちに応えていないことに行き詰まりを感じ，やり取りが終わったあとももやもやと気になっていた。Xさんの問題が何かを把握できていない自分に悔しさを感じていた。

2) この場面には，どのような背景があると考えられますか

　Xさんは左下腿を切除（糖尿病性の壊疽による切断）され，かなり重症な病状と推測された。しかし，私がXさんに抱いた初対面の印象は，病気の不安を表現しようとする素振りはない，気さくな女性である。

3) あなたと患者との間には，どのような対人関係が生じていたと考えられますか

　患者さんの病状に圧倒された私に反して，Xさんは私に心を開いてくれていた。**9**でとった私の行動に，Xさんは**10**で受け止めてくれた。再構成をすることによって，私とXさんのずれが，この場面で少し克服できたことに気がついた。しかし，**12**で桜のきれいさや天気の話題に話をずらしてしまい，**11**で生じたさまざまな疑問をXさんに確かめようとしなかった自分は非主張的であり，この場面ではXさんとの間に距離感があった。

4) あなたは，患者との間に生じた対人関係を，看護にどのように生かしていますか。今から思えばどのように生かせましたか。これからどのように生かせそうですか

　気さくなXさんだが，なぜ悪いと知りつつ間食するのか，なぜ看護師に知られたくないのか疑問が残った。これから関係性が進むなかで，本人に質問するのが最もよいことだという結論に至った。

5) 看護場面の再構成をめぐる以上の検討を通じて，どのような気づきを得ましたか

　私の表情の変化をすばやく察知するXさんを目の当たりにして，私は感情が表に出やすいタイプだと気づいた。さらに笑顔でこの場を終えてしまったことから，Xさんから嫌われたくないとも望んでいた自分に気づいた。また，疑問をうやむやにしてしまったことからも，このときの私のコミュニケーションは非主張的だったことに気づいた。

6) 看護場面の再構成法とその自己評価を行ってみて，どのようなことを感じましたか

　患者さんとのコミュニケーションでは，あれこれと気がかりな点があって，ふだんできていることができなかった自分に気がついた。一方でXさんは私とのやり取りを楽しんでくれたことがうれしかった。私もXさんとのやり取りを楽しめるようになりたいと感じた。

この場面に対するのりこさんの振り返り

　糖尿病のことは事前に調べていたけどよく理解できていないし，教科書と実際の患者さんの様子って，想像とは違っていました。看護学生だから医学的知識はもっていて当然だし，知らないとは言えない立場だと思い込んでいました。でも，自分は学生だし，知らないことやわからないことをきちんと理解したうえで，どんどん吸収すればよいのだと思いました。

　また，看護師は疾患のことを十分に理解していないと，看護師自身の不安な気持ちが強くなって患者さんに気持ちが向かなくなる，ということを学びました。

Lesson 14

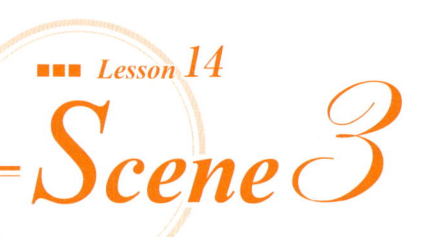

Scene 3
認知症の患者の対応に困惑…

　はじめて認知症の患者と対峙し，事実とは思えない訴えを聞いたのりこさん。Yさんは認知症かもしれないと予測をしたものの，認知症の病態や症状，看護について頭の中で整理ができない状況のまま，どのような対応をすればよいのか困惑してしまいました。
　のりこさんはこの場面をどのように再構成したのでしょうか？

看護場面

背　　景：高齢者施設で実習中ののりこさん。ある日の 11 時 30 分ころ，Y さんに誘われたため，ソファに座って一緒にテレビを観ていた。施設の朝食時間は 8 時，昼食時間は 12 時であり，昼食の 30 分前の場面である。

患　　者：Y さん，68 歳，女性。軽度～中等度の認知症と診断されている。学生が実習に来るとすぐに近づいてきて手をつなぎ，いろいろなことを訴えるが，事実と異なる内容も多い。

環　　境：場所は，高齢者が食事をしたりレクリエーションをしたりするホール。ソファやテレビなども置かれている広い空間に，2 人でソファに腰かけテレビを観ていた。

この場面を取り上げた理由

　11 時 30 分ころ，一緒にテレビを観ていた Y さんは，突然何かを思い出したように私のほうを向き，「ご飯はまだ？　朝から何も食べていない」と訴えた。朝食は食べているはずだし，事実とは異なっていると思ったが，否定はしないほうがよいと考え，迷いながらオウム返しの返答をした。それに対して Y さんから怒り口調での反応がみられたため，さらに困惑した。自分の対応の仕方に問題があったのか気がかりになり，その場面を振り返りたいと思った。

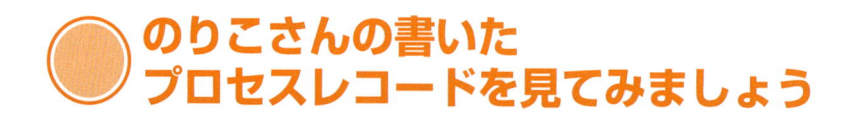

● **のりこさんの書いた
プロセスレコードを見てみましょう**

「認知症の患者への対応に困惑…」したのりこさんのプロセスレコード（添削前）

※教師からの アドバイス は96ページにまとめています。

私の見たこと，聞いたこと	私が感じたり，考えたりしたこと	私が言ったり，行ったりしたこと
❶テレビを観たり学生を見たりして少し落ち着きがない。	❷テレビに興味がないのかな～？　話しかけたほうがいいのかな…。	
❸「ねえ，おねえさ～ん」と手を握ってくる。	❹どうしたのかな？	❺（手を握り返しながら）「はい，どうしましたか？」
❻（Yさんは顔をしかめながら）「ご飯まだ～？　おなかが空いた。今日はまだ何も食べてないのよ」	❼朝ご飯は食べているはずだけど。とりあえず答えよう。　　　　　　　　　**アドバイスA**　答える内容を導き出すまでにどのようなことを考えましたか？	❽「おなかが空きましたか？」
❾（怒った口調と大声で）「おなかが空いてなかったらこんなこと言わないよ」	❿うわっ！　びっくりした～。Yさんを怒らせちゃったなぁ。謝らなきゃ。	⓫「そうですよね。ごめんなさい」
⓬（不満そうな顔で私をじっと見つめながら）「うん，おなかが空いた」	⓭うわ～まずい。何か言わなきゃ。　　　　　　　　　**アドバイスA**　このときに生じた感情や思考を，もっと具体的に書きましょう。	⓮「おなかが空きましたね」
⓯（周りを見渡し，スタッフを指さして）「あの人にご飯はまだか聞いてきて」	⓰聞いたとしてもご飯はまだ出てこないのはわかってるけど。まぁいいや，聞きにいこう。　　　　　　　　　**アドバイスB**　結果はわかっているのにこう考えた理由は何でしょうか？　表現してみましょう。	⓱「わかりました。聞いてきますね」（Yさんのそばを離れる）

場面の考察と自己評価（1回目）

のりこさんの考察

※73ページの【図3 記入様式②；考察】を参考に記入しましょう。

考察の視点

1）対象者は，そのときどんな気持ちであったか
　私の対応に不満と不信感をもっていた。

　　アドバイスA なぜそのような感情をもったのでしょうか？

2）それを自分はどう受け止めたか
　私は，事実とは異なる訴えに対し，認知症の症状であろうと予測し，適切な対応を模索していた。

　　アドバイスA 具体的にはどのようなことを指しますか？

3）かかわっている自分は，そのとき安定した心理状態であったか
　適切な対応が思い浮かばない焦りと，Yさんが私に対して抱いている否定的な反応に困惑していた。

4）対象者の気持ちを受け止めたことを，正しく相手に伝えたか
　Yさんの怒りに対しては，その場ですぐに謝罪の気持ちを伝えることができている。

5）自分の気持ちを伝えたことで，対象者を不安にさせなかったか
　謝罪後のYさんの反応から，怒りの感情は抑えられた。

6）自分の行ったことは援助になっていたか
　援助的ではなかった。

　　アドバイスA その理由を具体的に書きましょう。

7）対象者を理解したところで，私がなすべきことは何だったのか
　Yさんの訴えよりも，困っている自分の内面にばかり目が向いてしまった。答える内容や対応の方法論ばかりにとらわれず，話をじっくり聞きながら訴えの背景や認知症の状況について，探っていくべきであったと考える。

のりこさんの自己評価

※73ページの【図3　記入様式②；自己評価】を参考に記入しましょう。

看護場面の再構成に関する評価の視点

1）あなたはなぜ，この場面を再構成しようと思ったのですか
　私の対応の仕方について振り返りたかったから。

2）この場面には，どのような背景があると考えられますか
　認知症の症状によるものである。

> **アドバイスB** Yさんの疾患と目に見えている症状について，つなげて整理しておきましょう。

3）あなたと患者との間には，どのような対人関係が生じていたと考えられますか
　私がYさんについてよく知らないため対応に困ってしまった。

> **アドバイスB** Yさんを知るために何か方法がなかったのかについて，整理しておきましょう。

4）あなたは，患者との間に生じた対人関係を，看護にどのように生かしていますか。今から思えばどのように生かせましたか。これからどのように生かせそうですか
　Yさんの反応から不愉快にさせたと感じ，関係性をできるだけ壊さないようにすぐに謝罪している。そのことについては感情や関係性の悪化にはつながっていない。しかし，Yさんがそもそも訴えている空腹に対する不満という感情の解決には至っていない。

> **アドバイスA・B** なぜ，ここで止まってしまったのか，看護として解決するために何が必要だったのかを検討してみましょう。

5）看護場面の再構成をめぐる以上の検討を通じて，どのような気づきを得ましたか
　私の対応は場当たり的であったと思う。

> **アドバイスA** 原因を考えてみましょう。

6）看護場面の再構成法とその自己評価を行ってみて，どのようなことを感じましたか
　対象や疾患をしっかり理解することはコミュニケーションにおいても大切である。わからない部分や知識については，対話や観察を通して得られることもあるが，自分本位のコミュニケーションでは得ることが難しくなると感じた。相手本位のコミュニケーションを意識していくことが課題だと感じた。

教師からのアドバイスのポイント！

アドバイスA

順序立てて，わかりやすく表現しよう！

感じたり，考えたりしたことについて，のりこさんは簡易な一言でまとめて表現する傾向がありますね。実際に頭に浮かんだ内容を，順序立てて丁寧に表現していきましょう。表現する種類としては，あなたの思考や感情があります。その点に着目して構成するとよいですよ。

アドバイスB

場面の構成は，言動や行動への筋道がわかるように組み立てる

自分自身が言ったり，行ったりした内容を導くに至るまでの筋道の説明となるように，場面を構成しましょう。また，その内容を導くために，どのような知識や認識があればさらによいコミュニケーションとなったのかも，含めて記載するとよいです。

授業での添削→プロセスレコードの書き直し

のりこさんは，プロセスレコードで認知症高齢者のつじつまの合わない訴えに対して，困惑しながら対応の方法を模索する様子が表現できていました。しかしながら，表現が簡略的で具体性に欠けることや，考察するために知識を盛り込むことの必要性について指摘を受けました。のりこさんはこのような指摘やコメントに対応し，次のようにプロセスレコードを加筆・修正しました。

のりこさんが書き直したプロセスレコード

私の見たこと，聞いたこと	私が感じたり，考えたりしたこと	私が言ったり，行ったりしたこと
1 テレビを観たり学生を見たりして少し落ち着きがない。	**2** テレビに興味がないのかな〜？ 話しかけたほうがいいのかな…。	
3「ねえ，おねえさ〜ん」と手を握ってくる。	**4** どうしたのかな？	**5**（手を握り返しながら）「はい，どうしましたか？」
6（Yさんは顔をしかめながら）「ご飯まだ〜？ おなかが空いた。今日はまだ何も食べてないのよ」	**7** 朝ご飯は食べているはずだけど。**事実と違う。この施設の高齢者はほとんどが認知症の方だと聞いたし，Yさんも認知症なのかもしれない。認知症の病態については習ったけど，焦ってしまって適切な対応方法が思い出せない。どうしよう。確か，否定はしないほうがよかったはず…**。とりあえず答えよう。	**8**「おなかが空きましたか？」
9（怒った口調と大声で）「おなかが空いてなかったらこんなこと言わないよ」	**10** うわっ！ びっくりした〜。Yさんを怒らせちゃったなぁ。謝らなきゃ。	**11**「そうですよね。ごめんなさい」
12（不満そうな顔で私をじっと見つめながら）「うん，おなかが空いた」	**13 怒りの感情が増幅しなくてよかった。でも，相変わらずうまい言葉が浮かばない。**うわ〜まずい。何か言わなきゃ。**でも，また怒らせちゃったらどうしよう。Yさんは不満そうな表情だし，何も言わないわけにもいかないな。共感を示す言葉をかけてみよう。**大丈夫かな。	**14**「おなかが空きましたね」
15（周りを見渡し，スタッフを指さして）「あの人にご飯はまだか聞いてきて」	**16** 聞いたとしてもご飯はまだ出てこないのはわかってるけど。**この場から離れたい気持ちもあるし，Yさんがそれで納得するのであれば，それも一つの方法かもしれないな。私が苦しまぎれに対応を続けるよりマシかもしれないな。聞きにいこう。**	**17**「わかりました。聞いてきますね」（Yさんのそばを離れる）

場面の考察と自己評価（書き直し後）

のりこさんの考察（書き直し後）

> 考察の視点

1) 対象者は，そのときどんな気持ちであったか
　Ｙさんの訴えに対し，その場しのぎの対応でオウム返しの言葉かけをしてしまっている。訴えに対し真摯に向き合っていないことが私の反応から伝わっているかのように，私の対応に不満と不信感をもっていた**と思われる。**

2) それを自分はどう受け止めたか
　私は，事実とは異なる訴えに対し，認知症の症状であろうと予測し，**訴えの背景や認知症に対するかかわりの原則に基づいて**適切な対応**をしたいと模索していた。**

3) かかわっている自分は，そのとき安定した心理状態であったか
　適切な対応が思い浮かばない焦りと，Ｙさんが私に対して抱いている否定的な反応に困惑していた。

4) 対象者の気持ちを受け止めたことを，正しく相手に伝えたか
　Ｙさんの怒りに対しては，その場ですぐに謝罪の気持ちを伝えることができている。

5) 自分の気持ちを伝えたことで，対象者を不安にさせなかったか
　謝罪後のＹさんの反応から，怒りの感情は抑えられたと思う。

6) 自分の行ったことは援助になっていたか
　Ｙさんにかけた言葉はその場しのぎになっていたため，Ｙさんの状況や訴えの背景をしっかりととらえきれていない。また，最後にはその場にいるつらさも手伝って，Ｙさんの❻の要求に従うように行動している。したがって，一連の会話や行動は援助的ではなかった。

7) 対象者を理解したところで，私がなすべきことは何だったのか
　Ｙさんの訴えよりも，困っている自分の内面にばかり目が向いてしまった。答える内容や対応の方法ばかりにとらわれず，話をじっくり聞きながら訴えの背景や認知症の状況について，探っていくべきであったと考える。

のりこさんの自己評価（書き直し後）

看護場面の再構成に関する評価の視点

1）あなたはなぜ，この場面を再構成しようと思ったのですか
　私の対応の仕方について振り返りたかったから。

2）この場面には，どのような背景があると考えられますか
　今日は何も食べていないという訴えは事実とは異っていることは明らかである。実際に食べているにもかかわらず，食べたことを忘れてしまったという認知症の症状の一つである記憶障害が背景にある。

3）あなたと患者との間には，どのような対人関係が生じていたと考えられますか
　私がYさんについてよく知らないために対応に困ってしまった。Yさんが認知症であるのかについては，じっくりと会話することにより予測を確信に変えることができたのではないかと思う。また，Yさんが空腹の訴えをする背景や安心できる対応について，その場で何とかしようとするのではなく，いったん席をはずすことの承諾を得たのちに，スタッフにうかがうという方法もあった。対象を理解してかかわることで，よりよい対人関係を築くことがきた可能性があると考える。

4）あなたは，患者との間に生じた対人関係を，看護にどのように生かしていますか。今から思えばどのように生かせましたか。これからどのように生かせそうですか
　Yさんの反応から不愉快にさせたと感じ，関係性をできるだけ壊さないようにすぐに謝罪している。そのことについては感情や関係性の悪化にはつながっていない。しかし，Yさんがそもそも訴えている空腹に対する不満に関する感情の解決には至っていない。Yさんの怒りの口調に萎縮し，怒らせたくないということに意識が向き，Yさんの訴えを聞き流してしまっている。このような自分の傾向を理解し，自分の感情優先ではなく相手本位のコミュニケーションを図っていきたいと思う。

5）看護場面の再構成をめぐる以上の検討を通じて，どのような気づきを得ましたか
　私の対応は場当たり的であった。Yさんの怒り口調に萎縮して，怒らせたくない，うまく対応したいということばかりに意識が向いていた。そのため，Yさん自身や訴えの本質と向き合うことができていないと感じた。困惑した状況では，自分の気持ちを最優先してしまう傾向があることに気づいた。

6）看護場面の再構成法とその自己評価を行ってみて，どのようなことを感じましたか
　対象や疾患をしっかり理解することはコミュニケーションにおいても大切である。わからない部分や知識については，対話や観察を通して得られることもあるが，自分本位のコミュニケーションでは得ることが難しくなると感じた。相手本位のコミュニケーションを意識していくことが課題だと感じた。

この場面に対するのりこさんの振り返り

　認知症についてはすでに学習していたが，突然訪れたこの場面においては頭の整理がつかないままでの対応となり，焦りも手伝って場当たり的な対応となってしまった。せめて認知症の患者に対するかかわりの原則だけでも想起できていれば，もう少し落ち着いて対象と向き合えたのではないかと思われる。また，対象のことを理解していなかったことも余裕のなさに影響していたと考える。これら両者とYさんの反応から，かかわりが慎重かつ過敏になりすぎて目先のことにとらわれてしまった。短時間で納得する結果を生み出そうとしたことも理解につながるコミュニケーションとならなかった要因であると思った。対象自身や訴えにじっくりと向き合い，相手本位のコミュニケーションをとる必要がある。また，看護とコミュニケーションには，言語的・非言語的コミュニケーションだけでなく，看護者に必要な医療的知識や対象理解が不可欠であると実感した。

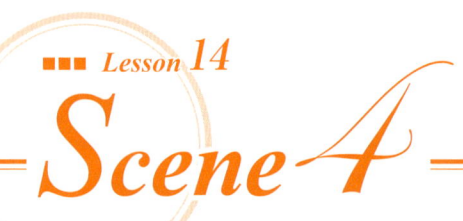

Lesson 14
Scene 4
患者からケアを拒否され，清拭を中止してしまった

はじめての実習6日目。全身清拭をしようと準備して臨みましたが，患者から途中でケアを拒否されてしまいました。
この場面を，ありささんはどのようにプロセスレコードに再構成したのでしょうか？

看護場面

背　　景：実習6日目の午前中，Zさんは坐位になり学生介助のもとで上半身までの清拭を終わらせたときの場面

患　　者：Zさん，64歳，女性。無職，夫と2人暮らし。ゆっくりと話される方で静かな印象。肺炎のため入院していた。陰部洗浄は，前日から車椅子でトイレまで移動しZさん自身が行っている。

環　　境：4人部屋でカーテンを閉めており，同室者3名との会話はほとんどない。

この場面を取り上げた理由

「体を拭きましょう」とZさんに説明し上半身から拭き始めたが，下半身に移ろうとしたときに，清拭を拒否されてしまった。Zさんが拒否した理由がわからないままに，強引に清拭を続けようとしたところ言い争いのようになり，最終的にはZさんを不快な気持ちにさせてしまった。このときの会話で，自分の対応が看護であったかを振り返りたいと思った。

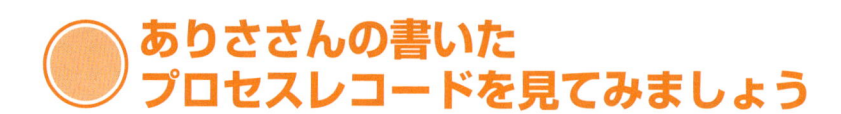

● **ありささんの書いたプロセスレコードを見てみましょう**

「ケアを拒否されてショック」だったありささんのプロセスレコード（添削前）

※教師からの**アドバイス**は104ページにまとめています。

私の見たこと，聞いたこと	私が感じたり，考えたりしたこと	私が言ったり，行ったりしたこと
1 背中を向けて座っている。	**2** 上半身が終わったから次はお尻を拭こう。	**3**「じゃあ，次はお尻のあたりと太腿を拭きましょう」
4「もういい，もうこれでいいです」（毛布をお尻から大腿部に巻きつけて，強い口調で話される）	**5** え，どうして拭かせてくれないんだろう。看護師さんには拭かせてくれるのに…。 **アドバイスA** どんな感情になったのか表現しましょう。	**6**「でも，拭いたほうがいいですよ，気持ちいいし」（焦った口調で，少しひきつった笑顔になってしまった）
7「いや，もう十分です。ありがとう」（苦笑しながら，何度も手を振っている）	**8** 拭かないと不潔だし，これからずっと拭かないわけにはいかない。	**9**「いや，でも，きちんと拭かないと…」（困ったような表情で）
10「昨日，シャワートイレでちゃんと洗いましたから…」（困ったような表情になる）	**11** シャワートイレの洗浄だけでは，きちんと洗えないのに…。そのことを説明して理解してもらおう。	**12**「でも，お尻とか，足の裏側とかは洗えてませんよね」（少し厳しい口調になった）
13「ああ，それならどうぞ‼」（ふくらはぎを学生のほうに向け，強い口調で言ったあと，ふだんどおりの静かな態度に戻られた）	**14** 足の裏側とか言ったから，下腿の裏側と勘違いしている。だから，まずは下腿を拭きながら，徐々に下半身を拭いていこう。	**15**（下腿を拭き，次に太腿の裏を拭こうと黙って手を伸ばした）
16「あーそこはいいよ！ そこまでしなくていい！ もう拭いたことにしときなさい！」（怒ったように，強い口調で言い放たれた）	**17** 困った。でも，いやがっているのを無理に拭くわけにはいかないし，今から何を言っても結局平行線だから，今日のところはやめておこう。	**18**「…はい，じゃあ 今日はやめましょうか」（諦めたような口調で）
19「はい」（ほっとした様子）	**20** そんなに清拭がいやだったんだ…。 でも，これでいいのかな…。 **アドバイスA** もう少し自分の考えたことや感じたことを文字に表現しましょう。	

場面の考察と自己評価（1回目）

ありささんの考察

※73ページの【図3　記入様式②；考察】を参考に記入しましょう。

考察の視点

1）対象者は，そのときどんな気持ちであったか

　Zさんは，下半身を拭かれることに羞恥心を感じていて，私が強引に拭こうとしたことに対して，不快な気持ちを抱いている。

> **アドバイスB** Zさんの気持ちがどのように変化していったのか，言動（番号）を加えながら具体的に記載しましょう。

2）それを自分はどう受け止めたか

　7 **10** で拭いてほしくないと言葉と態度で表現しているZさんの気持ちを受け止めることができていない。

3）かかわっている自分は，そのとき安定した心理状態であったか

　4 の発言に対して私は，自分が未熟だからZさんが拒否しているんだという気持ちになり，心理的に動揺していた。

4）対象者の気持ちを受け止めたことを，正しく相手に伝えたか

　14 **15** では，清拭を実施することだけが目的になっていて，Zさんの羞恥心や不快感に気づくことができていなかった。そのため，Zさんの気持ちに寄り添うことができていない。

5）自分の気持ちを伝えたことで，対象者を不安にさせなかったか

　ただ，「拭かないといけない」という気持ちだけが先行し，清拭を受けることがまるでZさんの義務のように押しつけていた。**13** **16** でZさんは，不快感をあらわにしていた。

6）自分の行ったことは援助になっていたか

　Zさんは，羞恥心から下半身の清拭を拒否されているが，私は「清拭を行うのは当たり前」という考えがあり，何のために清拭をするのかを見失い，ただ押しつけるようなやり取りになっている。その結果，Zさんをとても不快な気持ちにさせてしまい，援助的であったとはいえない。

7）対象者を理解したところで，私がなすべきことは何だったか

　私自身が落ち着き，Zさんが今どういう気持ちかを考える必要があったのではないだろうか。羞恥心を理解したうえで，「それなら自分で拭くことにしましょう。私が体を支えますから」と言って，援助方法を変える必要があったのではないだろうか。

ありささんの自己評価

※73ページの【図3　記入様式②；自己評価】を参考に記入しましょう。

看護場面の再構成に関する評価の視点

1）あなたはなぜ，この場面を再構成しようと思ったのですか

　Zさんに不快な思いをさせてしまったにもかかわらず，その気持ちに気づかず強引に清拭を続けようとしてしまったから。

2）この場面には，どのような背景があると考えられますか

　Zさんは，車椅子でトイレに移動することができるようになり，トイレで洗浄することができていることから，もう==介助の必要はないと考えている==。==下半身を他人から拭かれることに羞恥心を抱いている==ことも重なり，清拭を強く拒否するようになっている。

> **アドバイスB** 環境面，部屋が4人部屋であることでの影響を考えてみましょう。

3）あなたと患者との間には，どのような対人関係が生じていたと考えられますか

　私は，清拭を実施することだけが目的になっていて，Zさんの身になって考えることができなくなってしまっていたことから，大きなずれが生じてしまった。

4）あなたは，患者との間に生じた対人関係を，看護にどのように生かしていますか。今から思えばどのように生かせましたか。これからどのように生かせそうですか

　Zさんが==羞恥心から下半身の清拭を拒否されている==ことに気づいた時点で，気分を損ねさせてしまったことを詫び，==どのような方法が一番よいのか==を一緒に考えていくことが看護につながると考えた。

> **アドバイスB** 「清拭がいやだったんだ」と気づいたあとに中止していますが，その後Zさんの感情への対応を考える必要はないでしょうか，考えてみてください。

5）看護場面の再構成をめぐる以上の検討を通じて，どのような気づきを得ましたか

　私は，自分の計画どおりに実習が進められないと==動揺し==，自分の計画どおりに実施することばかりに一生懸命になり，==冷静に状況を判断することができない==傾向がある。

> **アドバイスB** Zさんは，非常に立腹されているようです。自分の態度を振り返り，どのような表情，姿勢，口調などが影響を与えたか，考えてみましょう。

6）看護場面の再構成法とその自己評価を行ってみて，どのようなことを感じましたか

　Zさんのためにと思って行動していたつもりだったが，自分のことで精いっぱいで，患者さんの反応をみていなかったことに気がついた。このままの状態を続けるとZさんとの関係も悪くなってしまうおそれがあるので，余裕をもってかかわれるようになりたいと感じた。

教師からのアドバイスのポイント

アドバイスA
自分の感情と言動の関係は？
特に自分のなかに生じた感情に注目し，その感情がどのような言動に結びついているかを考えてみましょう。

アドバイスB
患者の気持ちの変化は，なぜ生じたの？
まず，Ｚさんの気持ちがどのように変化していったのか，それは自分のどんな態度によって引き起こされた患者の反応であったのか，「患者の言動」と「私が言ったり，行ったりしたこと」を連動させて丁寧に考察していくと，患者とのコミュニケーションをとるときのポイントが理解できるようになります。

授業での添削→プロセスレコードの書き直し

　ありささんは，プロセスレコードで自分がどのように考えて行動していたのかを表現することはできていましたが，患者の言動から，もう一度患者の気持ちを考える必要があると指導を受けました。授業で指摘されたコメントをふまえて，ありささんは次のようにプロセスレコードを書き直しました。

ありさんの書き直したプロセスレコード

私の見たこと，聞いたこと	私が感じたり，考えたりしたこと	私が言ったり，行ったりしたこと
1 背中を向けて座っている。	**2** 上半身が終わったから次はお尻を拭こう。	**3** 「じゃあ，次はお尻のあたりと太腿を拭きましょう」
4 「もういい，もうこれでいいです」（毛布をお尻から大腿部に巻きつけて，強い口調で話される）	**5** え，どうして拭かせてくれないんだろう。看護師さんには拭かせてくれるのに…。**自分が未熟だから言っているんだろうか，悲しい。私だってできるからやらせてほしい。**	**6** 「でも，拭いたほうがいいですよ，気持ちいいし」（焦った口調で，少しひきつった笑顔になってしまった）
7 「いや，もう十分です。ありがとう」（苦笑しながら，何度も手を振っている）	**8** 拭かないと不潔だし，これからずっと拭かないわけにはいかない。	**9** 「いや，でも，きちんと拭かないと…」（困ったような表情で）
10 「昨日，シャワートイレでちゃんと洗いましたから…」（困ったような表情になる）	**11** シャワートイレの洗浄だけでは，きちんと洗えないのに…。そのことを説明して理解してもらおう。	**12** 「でも，お尻とか，足の裏側とかは洗えてませんよね」（少し厳しい口調になった）
13 「ああ，それなら　どうぞ‼」（ふくらはぎを学生のほうに向け，強い口調で言ったあと，ふだんどおりの静かな態度に戻られた）	**14** 足の裏側とか言ったから，下腿の裏側と勘違いしている。だから，まずは下腿を拭きながら，徐々に下半身を拭いていこう。	**15** （下腿を拭き，次に太腿の裏を拭こうと黙って手を伸ばした）
16 「あーそこはいいよ！　そこまでしなくていい！　もう拭いたことにしときなさい！」（怒ったように，強い口調で言い放たれた）	**17** 困った。でも，いやがっているのを無理に拭くわけにはいかないし，今から何を言っても結局平行線だから，今日のところはやめておこう。	**18** 「…はい，じゃあ　今日はやめましょうか」（諦めたような口調で）
19 「はい」（ほっとした様子）	**20** そんなに清拭がいやだったんだ…。**不愉快な思いをさせてしまったな。いやだということを無理にすることはできないし，**でも，これでいいのかな…。**中止してよかったのかな，拭かなくてもよかったのかな。**	

場面の考察と自己評価（書き直し後）

ありささんの考察（書き直し後）

考察の視点

1）対象者は，そのときどんな気持ちであったか

　4でＺさんは，下半身を拭かれることに羞恥心を感じているため，**毛布で下半身を覆いながら中止を訴えている。Ｚさんは，7 10で状況説明してもなかなか自分の気持ちに気づいてくれない私に対して**，不快な気持ちを抱き，**13 16では，私に対する怒りをあらわにしている。**

2）それを自分はどう受け止めたか

　7 10で拭いてほしくないと言葉と態度で表現しているＺさんの気持ちを受け止めることができていない。

3）かかわっている自分は，そのとき安定した心理状態であったか

　4の発言に対して私は，自分が未熟だからＺさんが拒否しているんだという気持ちになり，心理的に動揺していた。

4）対象者の気持ちを受け止めたことを，正しく相手に伝えたか

　14 15では，清拭を実施することだけが目的になっていて，Ｚさんの羞恥心や不快感に気づくことができていなかった。そのため，Ｚさんの気持ちに寄り添うことができていない。

5）自分の気持ちを伝えたことで，対象者を不安にさせなかったか

　ただ，「拭かないといけない」という気持ちだけが先行し，清拭を受けることがまるでＺさんの義務のように押しつけていた。**13 16**でＺさんは，不快感をあらわにしていた。

6）自分の行ったことは援助になっていたか

　Ｚさんは，羞恥心から下半身の清拭を拒否されているが，私は「清拭を行うのは当たり前」という考えがあり，何のために清拭をするのかを見失い，ただ押しつけるようなやり取りになっている。その結果，Ｚさんをとても不快な気持ちにさせてしまい，援助的であったとはいえない。

7）対象者を理解したところで，私がなすべきことは何だったか

　私自身が落ち着き，Ｚさんが今どういう気持ちかを考える必要があったのではないだろうか。羞恥心を理解したうえで，「それなら自分で拭くことにしましょう。私が体を支えますから」と言って，援助方法を変える必要があったのではないだろうか。

ありささんの自己評価（書き直し後）

看護場面の再構成に関する評価の視点

1）あなたはなぜ，この場面を再構成しようと思ったのですか

　Zさんに不快な思いをさせてしまったにもかかわらず，その気持ちに気づかず強引に清拭を続けようとしてしまったから。

2）この場面には，どのような背景があると考えられますか

　Zさんは，前日から車椅子でトイレに移動することができるようになり，シャワートイレで洗浄することができていることから，もう介助の必要はないと考えている。下半身を他人から拭かれることに対して羞恥心を抱いていることも重なって，清拭を強く拒否するようになっている。
　4人部屋で室内には他の患者さんがいることからも，羞恥心が強くなりやすいことを考える必要があった。

3）あなたと患者との間には，どのような対人関係が生じていたと考えられますか

　私は，清拭を実施することだけが目的になっていて，Zさんの身になって考えることができなくなってしまっていたことから，大きなずれが生じてしまった。
　Zさんに不快な思いをさせてしまったにもかかわらず，謝罪しないまましぶしぶ清拭をとりやめた形になってしまっているため，このままでは信頼関係を結ぶことは難しいと思った。

4）あなたは，患者との間に生じた対人関係を，看護にどのように生かしていますか。今から思えばどのように生かせましたか。これからどのように生かせそうですか

　Zさんが羞恥心から下半身の清拭を拒否されていることに気づいた時点で，気分を損ねてしまったことを詫び，どのような方法が一番よいのかを一緒に考えていくことが看護につながると考えた。

5）看護場面の再構成をめぐる以上の検討を通じて，どのような気づきを得ましたか

　私は，自分の計画どおりに実習が進められないと動揺し，自分の計画どおりに実施することばかりに一生懸命になり，冷静に状況を判断することができない傾向がある。**冷静さを失うことで自分に余裕がなくなり，患者さんへの配慮ができなくなっていることに気づいた。看護的な対人関係を築いていくためには，まず患者さんの立場になって考えて行動することが必要だと学んだ。**

6）看護場面の再構成法とその自己評価を行ってみて，どのようなことを感じましたか

　Zさんのためにと思って行動していたつもりだったが，自分のことで精いっぱいで，患者さんの反応をみていなかったことに気がついた。このままの状態を続けるとZさんとの関係も悪くなってしまうおそれがあるので，余裕をもってかかわれるようになりたいと感じた。

この場面に対するありささんの振り返り

　患者さんの体を拭くときには，看護者側がすべて拭くのが当たり前という感覚になってしまっていて，援助を受ける人がどんな気持ちになるのか考えることができていませんでした。あらためて，援助を受ける側に立って考えてみると，自分の下半身に手を伸ばされたり見られたりするのは，恥ずかしいことだし，自分でできるのであればできるだけ自分でしたいという思いが強くあることに気づきました。今回の場面では，Zさんが怒りを表現しているにもかかわらず，強引に清拭を進めていました。このような方法でかかわり続けると，患者さんとの関係性も築けないため，相手の気持ちを受け止め，それを言葉にして伝えることが大事だということを学びました。

Memo

4

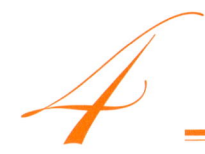

- コミュニケーションを活用し，
- チームで輝く看護師になろう！

Lesson 15
主体性をもって看護(実習)に取り組む

目標共有の意味って何だろう？

あなたは実習に行く前に実習要項を熟読していますか？
ちゃんと読んでないと，いろいろな不具合が生じますよ…。

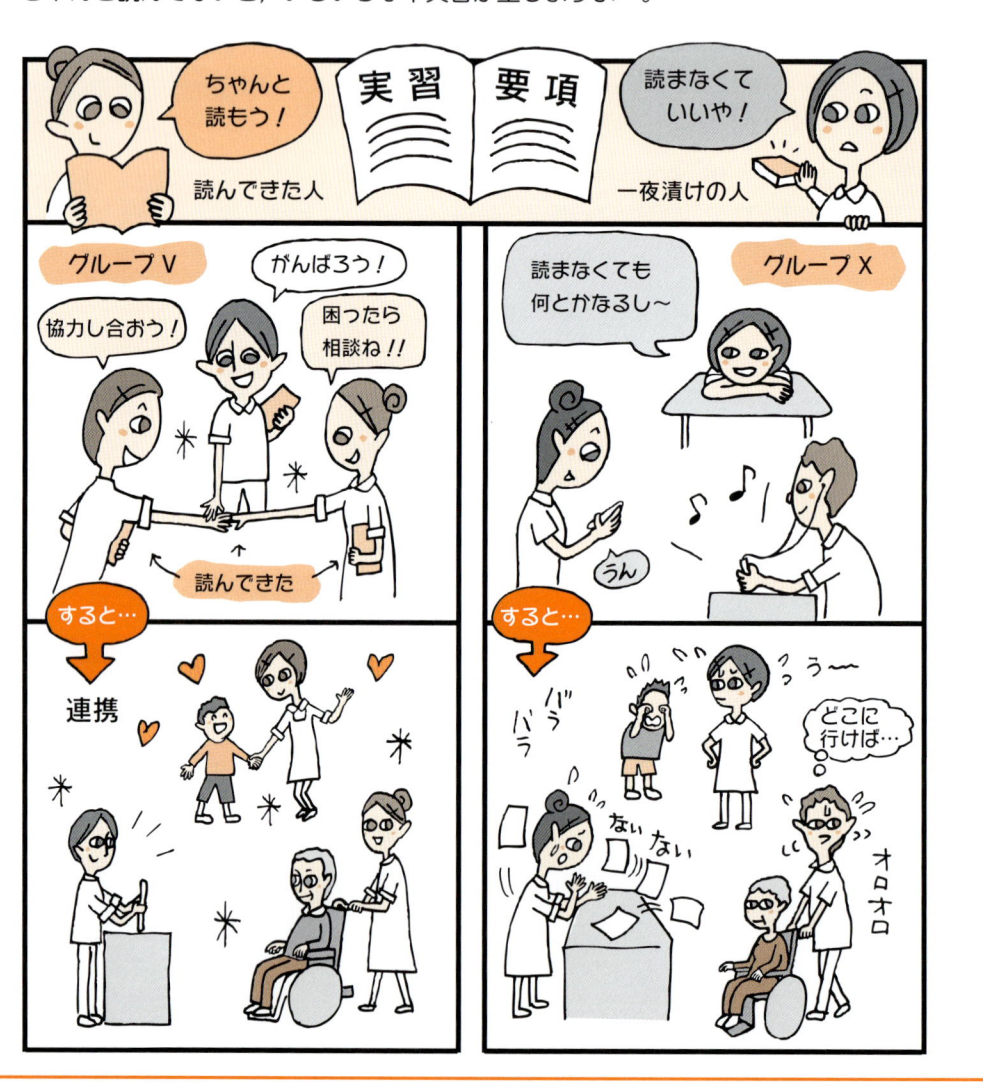

実習要項を読むのと読まないのとでは目標共有に大きな差がつきます

目標をもって看護（実習）を行う意味

　あなたは，看護学実習に行く際に，実習の目的および目標を十分に把握して臨んでいますか？

　看護学実習では，目的や目標に沿って，達成すべき学習課題に向かい，多くの場合が学生同士のチームで学習を深めていきます。実習先での学習に際して，進むべき道筋や共通の目標を示してくれるのが実習要項です。共通の実習目標があるからこそ，「一緒にがんばろう」「ともに成長し合おう」という学生同士の連帯感が生まれます。また，近い将来，あなたがチームで輝くナースになるためには，まずそのチーム（組織）の活動の目標をきちんと把握しておくことが大切になってきます。そうした未来のために，そして明日からの看護学実習のために，まずは実習要項をよく読み，実習の目的・目標を理解しましょう。

　実習の目的や目標を明確に把握していると，実習先で何が求められているのかを自分で問い続けることができます。問い続けることによって主体性が生まれるため，実習メンバーの間でもお互いに協力し合い，励まし合い，情報を共有し合う関係性が自然と生まれてきます。ですから，看護学実習では仲良しグループで実習に取り組む必要はありません。明確な目標をもち，主体性をもって実習に取り組んでいれば，目標達成のために実習グループは自ずと協力し合える集団へとまとまっていきます。もちろんそこには，お互いを尊重したコミュニケーションと意思疎通が欠かせません。自分たちはどこを目標に向かっているのか，何を学ぶべきなのかを明確に把握し，学生同士で声をかけ合い，意思を確認し合いましょう。「おはよう」「ありがとう」「お疲れさま」「お先に失礼」といった声かけにより，気遣いや自分の思いを伝えることも大切です。

　まだお互いによく知り合えていないメンバー同士で実習がスタートする際，事前オリエンテーションはとても有意義な時間です。さまざまな確認を行うなかで，その実習が何を目指しているのか，積極的に声をかけ合いながら情報共有していきましょう。仲良しグループとはまた異なった，お互いに認め合える頼りになる仲間たちに，あなたはきっと出会えるはずですよ。

実習の目的・目標を明確に把握して，学生同士の連帯感を育もう！

Lesson 16
悩みへの対処法を身につける

悩みを一人でかかえ込みすぎないで…

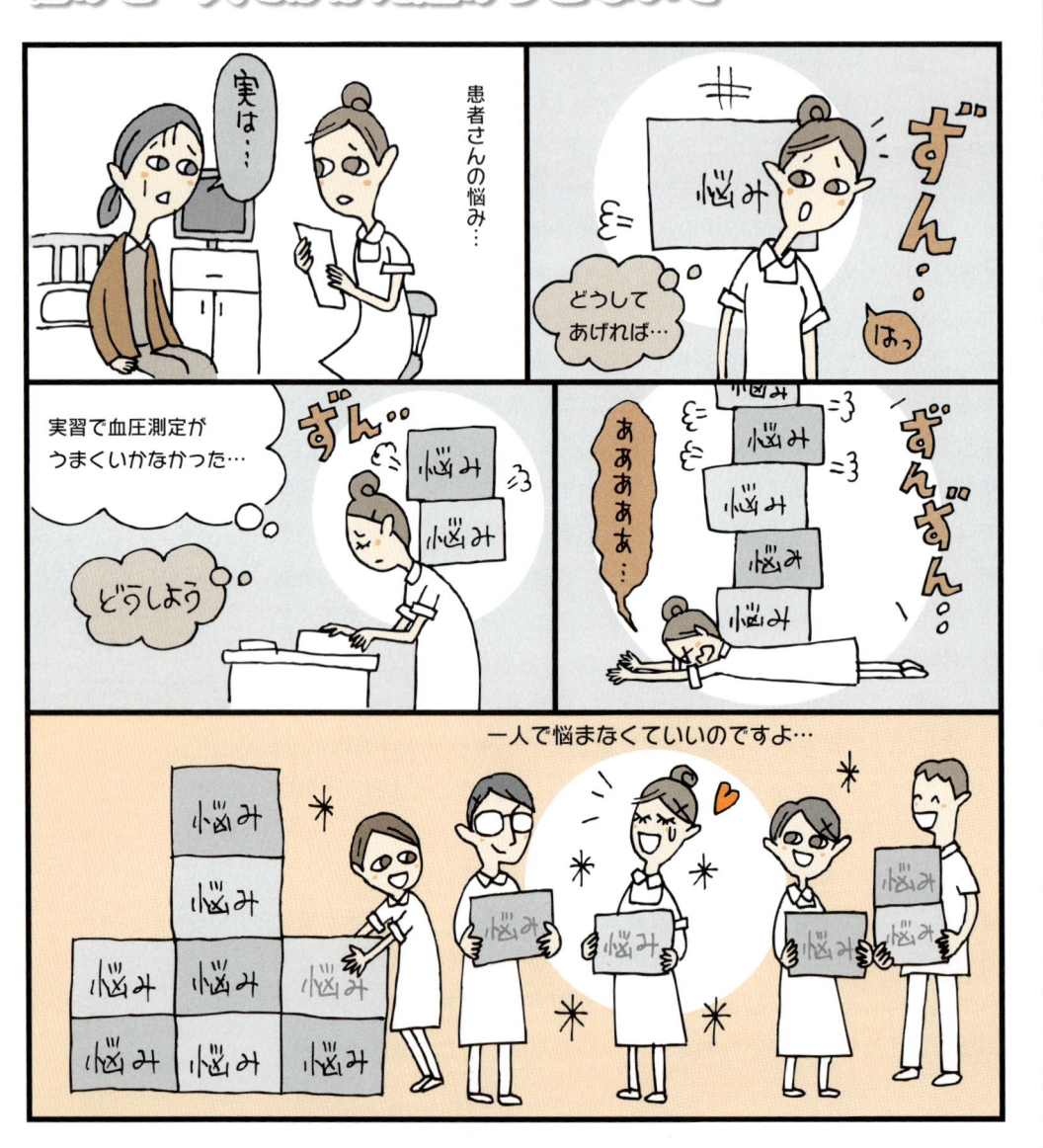

**実習の悩みに対して
適切にアドバイスをしてくれる人は誰ですか？**

看護学実習の悩みは誰に相談する？

　あなたは，自分が困ったときに相談できる人がいますか？　進路上の相談は教師，友人関係に関しては親友A子，お金の相談は両親や兄弟…など，思い当たる人が次々に頭に浮かんでくると思います。では，看護学実習のことに関して相談できる人とは誰でしょうか？　グループメンバーや指導者，教師がすぐに思い浮かぶでしょう。

　ところで，看護学実習で困ったり悩んだりしたことについて，あなたは誰かに相談することができていますか？　看護学実習を学ぶ学生のなかには，実習が進み，患者の健康問題について考えを深めるうちに，だんだんと自分の気持ちを内に閉じ込めるようになってしまうタイプの人がいます。「できない自分を人に見せるのが怖い」「自分だけ学習が遅れているような気がする」，そんな声を聞いたこともあります。

　病をもちながら生活する患者に接し，さまざまな発達段階の患者にかかわると，あなたのなかにいろいろな気持ちが湧き上がってくるものです。子どものころに苦労した話，戦争や被災の体験，病の再発を繰り返し家庭がうまくいかない方の悩み，さまざまな人生経験を聞くうちに，自分自身の気持ちが沈み不安を感じてしまうことは，誰にでも生じるごく当たり前のことです。

　そのとき「私より，患者さんのほうが大変な思いをしているのに，私がめげてしまっては申し訳ない」「私なんか，看護師に向いていないのでは？」と心配になって相談に来る学生もいます。しかしそれは，患者の痛みを共有しようとするあなたの真摯な思いでもあります。ですから，その場面で悩みや心配をかかえてしまうのも仕方のないことでしょう。大切なのはかかえた悩みや心配を，かかえっぱなしにしないこと。悩みについて話せる人に相談しながら，看護学実習に臨むことが何より重要なのです。

　そのためには，グループのメンバーとお互いに支え合うのが一番です。もちろん，教師や指導者（看護師）に相談するほうがよいと考える場合は，遠慮なく相談してみましょう。経験を積んだ看護師は，さまざまな困難のなかで多くの人から支えられ，自分自身も努力しながら今日に至っているので，とてもふさわしい相談相手の一人といえます。

看護学実習での悩みの特殊性

　ここで忘れてはならないのが，看護学実習での悩みは，ふだんの悩みとは質が異なるということです。個人情報を遵守する観点より，病院で知りえた情報を外部に漏らすことはできません。ですから，実習で見たり聞い

たりしたことを，家族や部外者に話すわけにはいかないのです。ただし，悩みは自分の内面にかかえ込まずに，グループメンバーに伝えて（指導者や教師からのアドバイスを受けて），自分を成長させましょう。悩んだことによって，自分の看護を見つめ直し成長のきっかけを得ることができます。悩むことは恥ずかしいことではありません。成長のチャンスととらえて，周りの人に適切に相談し，あなた自身の糧にしてください。

実習で感じた行き詰まり感はグループメンバーや指導者に相談し，成長のチャンスにしよう

Lesson 17
もっと「わかってもらえる」ように コミュニケーションを役立てよう

気持ちはなかなか伝わらない…

コマ1: あ！患者さんの足が落ちてるよ！

コマ2: き…きまずい… / けがされなくてよかった！確認不足だった… / ありがとうございます / ケガがなくてよかったわね…

コマ3: すみま…せん… / 大丈夫そうね！！ / ちらっ

コマ4: よかった…叱られなかった… / リハビリ室

コマ5: チーン / よかったよかった

コマ6: 車椅子から足が落ちたままだったわね。あなたは何か私に報告する必要があったんじゃないの？ / どうしよう… / 反省しているけどちゃんと言葉に出さないと，私の思いは伝わらないんだ…

確認不足やミスこそ，自分の非を認めて思いを伝えていこう

「わかってもらえている」と思い込んでいませんか？

115ページの事例で最も大きな問題はどの場面に描かれていたでしょうか。もちろん患者の足がフットレストから落ちていたのは問題ですが、それよりも大きな問題は、実習中の学生が「自分の思いは付き添いの看護師が理解してくれている」と思い込んでしまったことです。思い込みや誤解は、ふだんのコミュニケーションでも悪い影響をもたらしますが、患者の安全をあずかる看護学実習においては、より大きな問題につながりかねません。もう一度 Lesson 4 を復習して、「ホウレンソウ」の大切さを振り返っておきましょう。

ところで、あなたは相手が自分のことをどのくらいわかってくれていると思いますか？ 友人や親や兄弟など、相手があなたにとって身近な存在であればあるほど、詳細な情報提供や事実確認をふだんの会話で頻繁に行う必要はないのかもしれません。しかし、学校や看護学実習で訪れる施設はプライベートとは異なる場ですね。学校内では、気心の知れた学生同士で勉強することもあれば、ほとんど話をしたこともない学生と一緒に、グループワークや演習をすることもあります。実習で出会う患者は、病気をかかえているため何らかの心配や不安を感じながら生活していますし、指導者や看護師もはじめて会う人ばかり。教師だって、あなたのことについて、すべてをわかっているというわけではありません。だからこそ、相手の立場に立って、自分の状況や理解してほしい内容を意識して伝えることが重要になります。

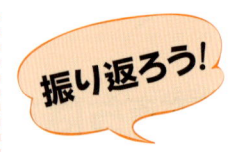

振り返ろう！

コミュニケーションの基本中のキホン、「ホウレンソウ」についてはLesson 4（21ページ）を振り返りましょう。

「わかってもらえていない」ことを知り、もっとわかってもらいましょう

しかし、看護学実習の場では、コミュニケーションにとって大きな利点があります。実習では学生同士が共通の目的・目標に向かって学習し合うため、お互いに理解し合う気風が生まれやすくなります。だからこそ、あらためて意識してほしいことがあります。

実習中、周囲の人は私のことを十分にわかってくれるはず、といった思い込みはありませんか？ 思い込みはなくても、相手が自分のことをわかってくれていたことに対して、感謝の気持ちを忘れていることはありませんか？ 私が困っていることを、指導者や教師、そしてメンバーはわかっ

てくれるはず，という思い込みがあった場合，それがわかってもらえていないと気づいたときのあなたの落ち込みは，とても大きいでしょう。また何よりも，「わかってくれるはず」では，チームで看護を行う際に重大な医療事故を起こす危険性もあります。「このくらいのこと，言わなくてもわかってくれるだろう」と思うことが，意外とわかってもらえていないことが多いのです！　もっとよくわかってもらうためにも，これまで学んできたコミュニケーションスキルをどんどん活用していきましょう。

言わなくてもわかってくれるだろう…は，意外とわかってもらえていないのです

> 付録

付録-①
リラクゼーション【筋弛緩法】

緊張させた筋肉を思いきりゆるめてみよう‼

※いずれも各動作で緊張感を味わってからダラーンとさせて休む。

腕から胸・背筋の運動

1. 両手をしっかり握り，首をすくめて耳に近づけるように両肩を上げる
2. 両手を開きながら胸を張り，両肩を後方に反らせる
3. 両手を胸元に迎え入れ，胸を狭めて背中を広げるようにする

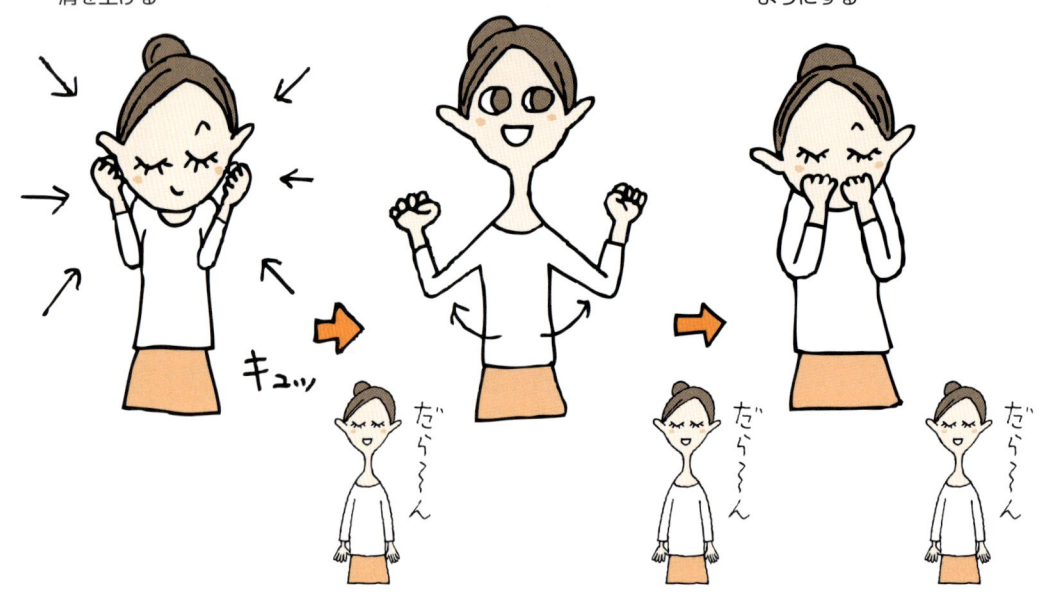

キュッ
だら〜ん
だら〜ん
だら〜ん

腕から肩の運動

1. 両手を握り，両腕を肩の高さで前方に出す
2. 両手の腕から肩にかけて力を込めながら，ゆっくりと自分に引きつける
3. 一気に力を抜いてダラーン

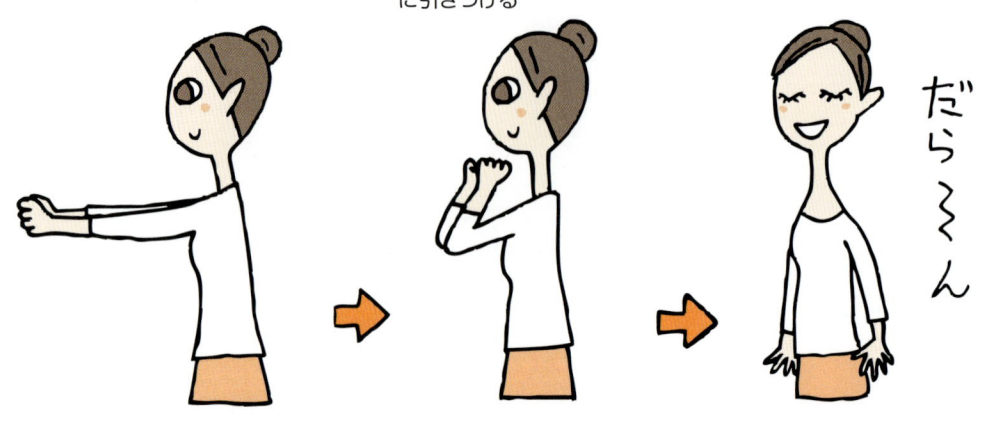

だら〜ん

首の運動1

1. 首に力を入れ，顔をゆっくりと真横まで向ける
2. 顔をゆっくりと正面に戻し，首の力を抜いて頭をダラーンと前方に倒す
3. 逆方向にも同じ要領で運動させ，2．と同じようにダラーンとする

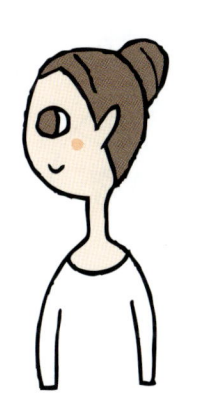

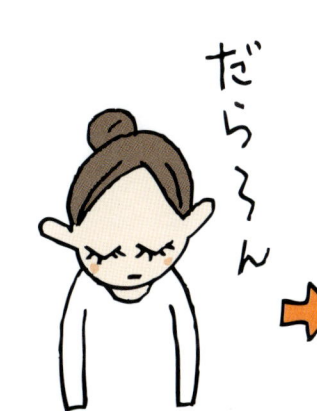

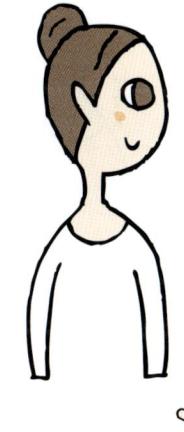

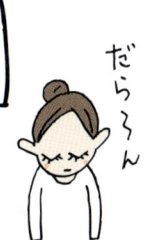

首の運動2

1. 顔に手を当て，手を押し返すように力を入れる
2. 全身の力を抜いてダラーンとさせる（ゆるんでいく感じが肩まで広がるように）。反対側も同様に

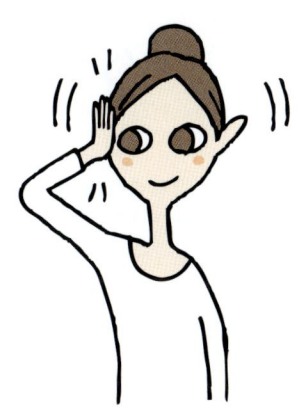

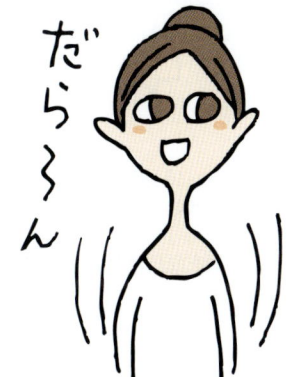

リラックスとは，体の緊張をほぐすことですよ！

付録

付録-②

リラクゼーション【呼吸法】

呼吸法のコツは次の3つです

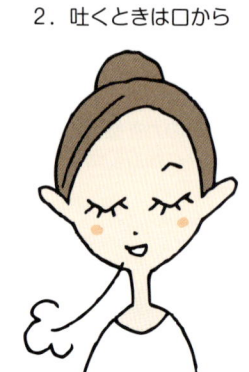

1．吸うときは鼻から
2．吐くときは口から
3．吐く息を長めに意識しましょう

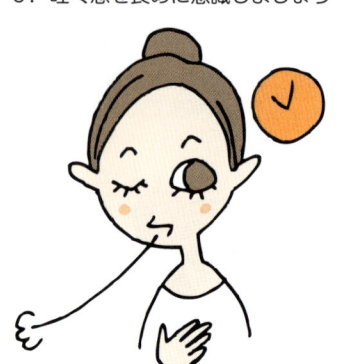

やり方

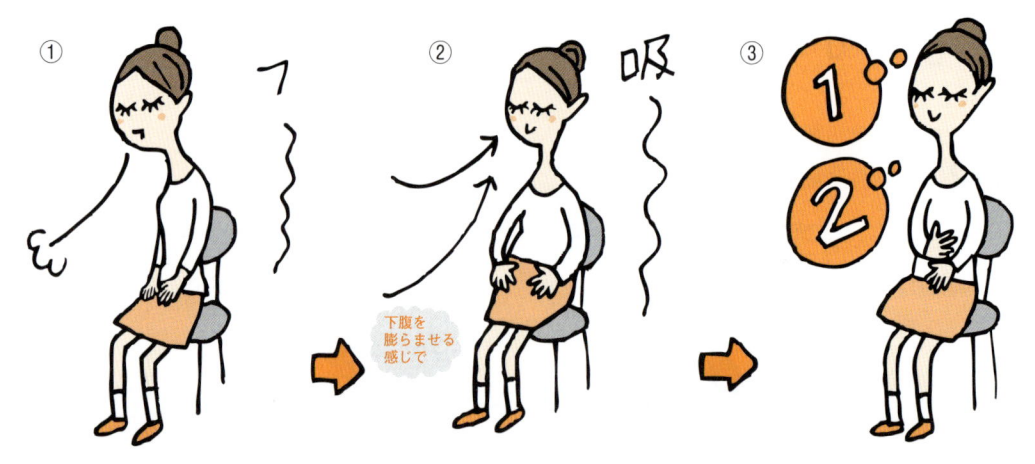

① ② 吸 ③

下腹を膨らませる感じで

1．口をおちょぼ口にし，5～10秒程度，細く遠くに，下腹をへこませる感じで息を吐き出します
2．3秒くらいかけて，下腹を膨らませる感じで鼻から息を吸います
3．2秒くらい息を止めます
4．①～③を3分ほど繰り返しましょう

椅子に腰かけたり，床にあおむけになったり，リラックスした状態でやってみましょう

Memo

Memo

| JCOPY | 〈(社)出版者著作権管理機構 委託出版物〉 |

本書の無断複写は著作権法上での例外を除き禁じられています．
複写される場合は，そのつど事前に，下記の許諾を得てください．
(社)出版者著作権管理機構
TEL. 03-5244-5088　FAX. 03-5244-5089　e-mail：info@jcopy.or.jp

はじめての看護実習
基礎からステップアップ　看護コミュニケーション

定価（本体価格 1,800 円＋税）

2014 年 2 月 1 日	第 1 版第 1 刷発行
2014 年 5 月 25 日	第 1 版第 2 刷発行
2016 年 2 月 15 日	第 1 版第 3 刷発行
2017 年 8 月 28 日	第 1 版第 4 刷発行
2019 年 5 月 31 日	第 1 版第 5 刷発行
2021 年 1 月 12 日	第 1 版第 6 刷発行
2022 年 5 月 25 日	第 1 版第 7 刷発行

編　著　髙橋清美
発行者　佐藤　枢
発行所　株式会社　へるす出版
　　　　〒164-0001　東京都中野区中野 2-2-3
　　　　TEL　03-3384-8035（販売）　03-3384-8155（編集）
　　　　振替 00180-7-175971
　　　　http://www.herusu-shuppan.co.jp
印刷所　三報社印刷株式会社

〈検印省略〉

Ⓒ2014, Kiyomi TAKAHASHI, Printed in Japan
落丁本，乱丁本はお取り替えいたします
ISBN 978-4-89269-825-5